Dr J. GAUBE DU GERS

LA CUPRASE ET LE CANCER

*

CINQUANTE

OBSERVATIONS NOUVELLES

PARIS

JULES ROUSSET, ÉDITEUR

4, RUE CASIMIR-DELAVIGNE, ET 12, RUE MONSIEUR-LE-PRINCE

—

1913

Prix : 2 francs

LA CUPRASE ET LE CANCER

> « Dans une maladie comme le cancer, qui n'offre, comme ressource, que le bistouri dans les cas opérables, et que la morphine dans les autres, toute nouvelle méthode reposant sur une base scientifique quelconque, doit être prise en considération. » (Prof A. Roux, in préface au traité du Dr Thomas : Le cancer.)

Dʳ J. GAUBE DU GERS

LA CUPRASE ET LE CANCER

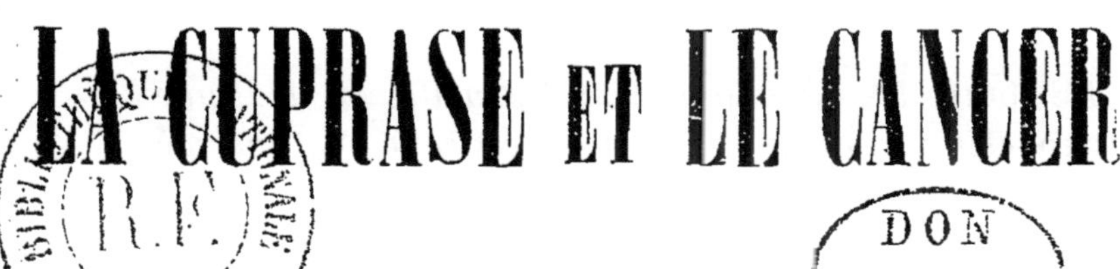

*

CINQUANTE

OBSERVATIONS NOUVELLES

PARIS

JULES ROUSSET, ÉDITEUR

1, RUE CASIMIR-DELAVIGNE, ET 12, RUE MONSIEUR-LE-PRINCE

—

1913

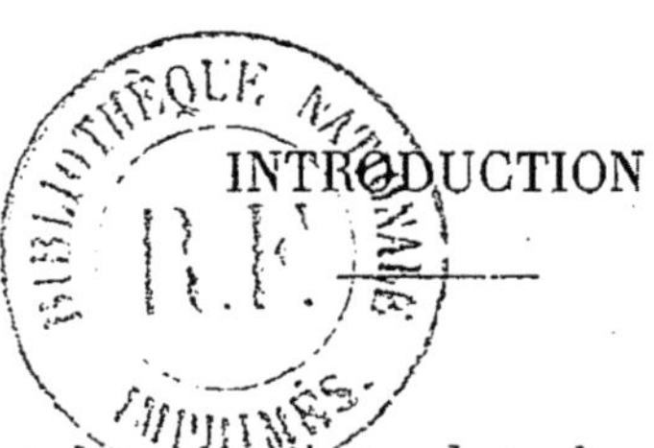

INTRODUCTION

De toutes les affections dans lesquelles la Médecine est appelée à intervenir, le Cancer est celle qui, jusqu'à présent, l'a trouvée le plus impuissante.

Quand la chirurgie, pour une raison ou pour une autre, est forcée de désarmer devant le cancer, le dernier mot reste, semble-t-il, aux hypnotiques et aux analgésiques qui deviennent comme le calme présage d'une mort inévitable.

Cette situation autorise toutes les tentatives.

Guidé par mes recherches antérieures sur le sol de l'organisme vivant que j'ai résumées dans mes Cours et dans mes autres études de Minéralogie Biologique, j'ai trouvé une substance exerçant une action élective sur les lécithines de la cellule cancéreuse ; c'est ainsi que j'ai utilisé, timidement au début, plus libéralement ensuite, le cuivre colloïdal albumosique ou Cuprase, contre le Cancer.

Loin de moi, la pensée de vouloir exagérer la valeur de ce nouveau remède ; peut-être, a-t-il le grand inconvénient de n'être point sorti d'un laboratoire étranger. Mais, il n'importe, ce qui est intéressant pour le médecin, c'est qu'il est actif, c'est qu'il agit avec assez d'efficacité pour faire croire à la guérison. Quelle est la médication anticancéreuse dont on puisse en dire autant à l'heure actuelle?

Ne doit-on pas recourir à cette médication puisqu'elle est inoffensive et que ses effets sont, parfois, des plus remarquables? Un grand nombre de nos confrères l'ont pensé ; ils ne se sont pas bornés à appliquer notre méthode de la Décancérisation, ils ont bien voulu nous en communiquer les résultats ; ce sont ces résultats que l'on trouvera exposés dans chacune des cinquante observations qui terminent ce travail ; là, ce n'est point l'auteur qui parle ; des observateurs désintéressés racontent ce qu'ils ont vu ; je les remercie de la peine qu'ils se sont donnée pour augmenter le nombre de nos documents et je les prie de trouver ici l'expression de ma vive reconnaissance. Je veux aussi remercier les Laboratoires Ducatte qui n'ont point cessé de travailler avec moi à l'amélioration de la Cuprase.

Veuillez lire, sans parti pris, mes chers confrères, les observations de mes savants et perspicaces correspondants ; vous verrez que je ne m'étais pas trop avancé en soutenant qu'il y a quelque chose de nouveau et d'utile dans cette méthode de la décancérisation par le cuivre colloïdal albumosique ; vous reconnaîtrez surtout que mes affirmations reposent sur des réalités objectives et qu'elles méritent le contrôle de votre expérience.

J'ose espérer que cette étude sera favorablement accueillie par les médecins, en général, et qu'ainsi elle augmentera le nombre de ceux qui expérimentent notre méthode. Si, ce que je crois, la Cuprase exerce une réelle action d'arrêt sur le développement de la cellule cancéreuse, elle n'aura, d'ailleurs, quoiqu'on fasse, aucune peine à prendre sa place de choix parmi les autres agents de la thérapeutique ; je n'en demande pas davantage.

Dr GAUBE DU GERS.

I

GÉNÉRALITÉS ET MODE D'EMPLOI DE LA CUPRASE

Tout le monde, aujourd'hui, connaît la Cuprase (1), agent curatif du cancer, de presque toutes les formes du cancer; je dis de presque toutes les formes du cancer car il existe certaines espèces de cancers contre lesquelles la Cuprase paraît impuissante. Je suis porté à croire que les cancers sur lesquels la Cuprase n'a point d'action, sont le produit de diathèses superposées, d'hybrides néoplasiques; le lien qui les unit en symbiose pathologique échappe à nos investigations.

Nous n'avons pas cessé, depuis son apparition, de travailler à l'amélioration de la Cuprase. Nous sommes arrivés à la condenser, — s'il est permis de s'exprimer ainsi quand il s'agit d'un *colloïde* — à augmenter son activité sans rien ajouter à sa nocuité qui reste NULLE. De plus, la douleur que provoquait, parfois, la première préparation de Cuprase se trouve très atténuée ; on peut dire qu'elle N'EXISTE PLUS.

L'amélioration apportée à la préparation de la Cuprase rend le maniement de ce médicament plus

---

(1) Voir : *De la Décancérisation*, Jules Rousset, éditeur, 1, rue Casimir Delavigne, 1912.

facile, son application plus sûre; elle permet d'en mieux régler l'emploi (1).

Il ne faut point s'y méprendre ; *la Cuprase d'aujourd'hui, c'est la Cuprase d'hier*, mais elle est plus facile à manier et elle est douée de qualités curatives plus accentuées.

La Cuprase se trouve dans des ampoules de CINQ CENTIMÈTRES CUBES DE CAPACITÉ; on injectera une ampoule, dans la région fessière, de CINQ JOURS en CINQ JOURS. Les injections se feront ou sous-cutanées ou intra-musculaires, elles sont, toujours, bien supportées et elles n'entraînent que fort peu de réaction générale, lorsqu'elles en provoquent.

Si, à la suite d'une série d'injections, l'amélioration de l'état du malade ne se prononçait pas, on injecterait une ampoule de TROIS JOURS EN TROIS JOURS.

Dans certaines conditions d'âge, d'état de cachexie, etc., il sera nécessaire de mesurer la résistance du malade; on injectera la moitié d'une ampoule, seulement, au début du traitement.

Les indications du traitement du cancer par la Cuprase ne peuvent point tenir dans une formule fermée; à chaque moment, le médecin devra diminuer ou augmenter le volume des injections; il devra les arrêter et les reprendre à propos; il constatera, ainsi, que les cancers inopérables et les cancers inopérés, ceux-ci surtout, traités par la Cuprase, suivent une marche régulière vers la guérison; que les cancers récidivés paraissent d'abord vouloir résister à la Cuprase, s'exaspérer même par le traitement, ensuite qu'ils s'amen-

---

(1) Mes expériences ont été faites dans les Laboratoires Ducatte.

dent assez rapidement ou qu'ils résistent définitivement pendant de longues périodes.

Nous ne devons pas oublier, en aucun cas, que si le traitement du cancer par les injections de Cuprase est simple, la réaction du cancer à la suite du traitement est fort variable. En effet, l'action de notre colloïde est limitée vis-à-vis de certains cancers comme l'est le cuivre vis-à-vis de certains cryptogames ; sans que je songe à assigner au cancer une cause déterminée, il m'est permis de rappeler que le cuivre détruit le Mildew, le Black-Rot, et qu'il n'exerce point son action sur l'Oïdium. Le sarcome est une forme, le carcinome une autre forme du cancer, etc.

D'ailleurs, l'âge des malades, l'ancienneté du mal, l'intervention chirurgicale suivie de récidive, l'étendue des lésions, leur généralisation, le siège du cancer, sont autant de facteurs qui modifient, qui atténuent l'action de la Cuprase, mais sans jamais l'ANNIHILER ; dans les pires situations, les malades tirent toujours profit du traitement par la Cuprase, surtout si l'on ne s'est point trop hâté de les habituer aux injections plus ou moins rapprochées de morphine, d'héroïne, etc. La Cuprase est un sédatif du système nerveux assez intense pour que les malades puissent se priver de calmants, d'hypnotiques, etc.

II.

TRAITEMENT LOCAL DU CANCER ULCÉRÉ
LÉCITHINES GLOBULAIRES ET EXPÉRIMENTATIONS
SUR LES ANIMAUX

J'ai dit et je répète que la Décancérisation, c'est-à-dire le traitement général du cancéreux, m'intéressait beaucoup plus que le traitement local du cancer que je ne néglige cependant pas, mais seulement, lorsque le cancer est ulcéré.

Pour ne pas y revenir, je vais expliquer de suite comment je traite localement les ulcères cancéreux.

Je lave les ulcères matin, midi et soir avec de l'eau bouillie chaude, aussi chaude que le malade peut la supporter; après les lavages effectués, soit directement à l'aide de tampons d'ouate hydrophile, soit indirectement à l'aide d'une canule de verre, je recouvre les ulcères d'une couche épaisse de la pâte suivante :

Sous-azotate de bismuth .... 3o gr.
Vaseline .... 7o gr.

F. S. A.

J'ai donc cherché à obtenir la guérison du cancer en décancérisant le cancéreux. A ce propos, j'ai écrit que je ne pensais pas que le colloïde albumosique cherchât à supplanter le colloïde de fer dans l'hématie, dans le globule sanguin ; je me suis trompé ; le colloïde de cuivre agit sur le globule sanguin et particulièrement sur sa lécithine.

Dans une des dernières leçons de mon Cours de Minéralogie biologique (1), qui est restée inédite, je m'étais longuement occupé de la constitution des lécithines que l'on rencontre dans les différents tissus des organismes vivants.

La constitution des lécithines, disais-je, n'est point aussi simple, encore que fort compliquée, que nous la décrivent les livres classiques. En effet, à la glycérine, à l'acide orthophosphorique, à la choline ou autres bases alcaloïdiques, aux radicaux d'acides gras ou de la série acrylique, il faut ajouter à la constitution normale des lécithines un élément constant de minéralisation, le magnesium, retenu par les acides gras, peut-être, à l'état colloïdal, sans doute.

Toutes les lécithines animales (Gaube) et végétales (Armand Gautier, [Chlorophylle]; Chimie biologique) dont la préparation a été le plus rigoureusement surveillée, réputées les plus pures, laissent un résidu de magnésium très appréciable après leur incinération.

Le Magnésium, élément normal de la constitution des lécithines, n'est point le seul métal que celles-ci soient capables de retenir ; les lécithines peuvent retenir des éléments métalliques Bio et Abiodynamiques qui se substituent plus ou moins partiellement, ou s'ajoutent au Magnésium.

____

(1) *Cours de Minéralogie biologique*, par le Dʳ Gaube, du Gers. 4 Vol. Paris-Maloine, Edit.

Les éléments métalliques ne sont pas les seuls qui puissent se fixer, par substitution, dans les lécithines; les alcaloïdes, d'origine végétale ou animale, se substituent plus ou moins partiellement à la choline, base normale de la constitution des lécithines ; ces substitutions sont autrement redoutables que les substitutions d'autres radicaux métalliques au magnésium. Les substitutions des alcaloïdes, tirés des substances végétales ou animales, à la choline, permettent de comprendre et l'action thérapeutique et l'action plus ou moins rapidement toxique de ces alcaloïdes.

Les lécithines se rencontrent principalement dans les centres nerveux, dans le globule sanguin, dans la moelle osseuse etc.; elles sont plus particulièrement abondantes dans les tissus jeunes ou de nouvelle formation ; les tissus cancéreux sont tout particulièrement fournis de lécithines en raison de leur nature et de l'exubérance de leur prolifération.

Le jaune de l'œuf de poule est riche en lécithines ; rien de plus facile que de pratiquer la substitution d'un métal déterminé au magnésium dans l'œuf de poule.

On injecte, chaque jour, à des poules, en période de ponte, trois milligrammes de cuivre albumosique, sous forme de CUPRASE, au-dessous de la peau de la cuisse ; les poules ne paraissent éprouver aucun désagrément de ces injections répétées; trois poules servent aux expériences et trois autres poules de même variété (Houdan) servent de témoins ; toutes ces poules sont nourries de la même nourriture ; on commence à conserver les œufs le quatrième jour après le début de l'expérience qui dure douze jours ; les poules ont reçu, pendant cette période d'expérience, trois centigrammes six milligrammes de cuivre calculé en cuivre métallique. On réunit alors les jaunes des œufs des poules en traitement et des poules témoins. Les poules en traitement ont pondu sept œufs et les poules témoins en ont pondu six ; c'est donc des six jaunes d'œuf des poules en expérience et des six jaunes d'œuf des poules témoins que nous allons extraire les lécithines.

Nous divisons de notre mieux, à l'aide d'une baguette de verre, chaque lot de jaunes séparément ; nous traitons les jaunes par de l'alcool à 96°, bouillant ; nous précipitons la lécithine par le chlorure de cadmium ; nous reprenons le précipité par l'alcool ; nous faisons traverser la solution alcoolique par un courant d'acide sulfhydrique ; nous nous débarrassons du sulfure ; nous recommençons trois fois la même opération et enfin nous évaporons dans le vide ; nous obtenons ainsi un produit jaune d'or, visqueux, ayant une odeur *sui generis*. Après ces diverses opérations dont j'abrège le plus possible les détails, j'incinère séparément les deux lots de lécithines. Cette incinération, soit dit en passant, est longue et difficile ; pour la terminer nous ajoutons à la matière qu'il nous reste un volume égal d'acide azotique fumant, exempt de cuivre, et nous chauffons au bain de sable jusqu'à disparitions des vapeurs rutilantes; nous reprenons par l'eau distillée et nous dosons dans la solution le magnésium et le cuivre par les méthodes usuelles.

Nous constatons que les lécithines provenant des jaunes des œufs des poules témoins ne contiennent point de cuivre appréciable ; au contraire, les lécithines provenant des œufs des poules qui ont reçu du cuivre, contiennent nettement du cuivre ; le magnésium est moins grand dans les lécithines des jaunes d'œufs des poules en expérience que dans les lécithines des jaunes d'œuf des poules témoins. Il semble donc bien que le cuivre bi-valent se soit substitué, tout au moins dans une certaine mesure, au magnésium également bi-valent.

Je suis obligé de me borner, les détails complets des expériences et le développement des conséquences qu'elles comportent m'entraîneraient trop loin et seraient déplacés ici.

Nous devons retenir de l'exposé ci-dessus que le cuivre accompagne et s'unit aux lécithines au détriment du magnésium, métal fondamental des lécithines normales.

Le magnésium et le cuivre se trouvent selon toute probabilité à l'état colloïdal dans les lécithines tout comme le fer se rencontre à l'état colloïdal dans le globule sanguin, dans l'hématie.

III

RÉSULTATS DE L'EXPÉRIENCE ET DE LA CLINIQUE
PROPRIÉTÉS DE LA CUPRASE

Maintenant, mettons en présence et les faits que nous fournit l'expérimentation et les observations relevées chez les cancéreux, à quelques exceptions près, par tous les médecins qui ont employé la Cuprase.

Quatre phénomènes principaux ont été constatés chez les malades traités par la Cuprase :

1° *Arrêt de la prolifération de la cellule cancéreuse ;*

2° *Diminution très sensible, sinon disparition totale de la douleur ;*

3° *Atténuation notable, sinon disparition complète de la mauvaise odeur du cancer ulcéré, notamment des cancers de l'utérus ;*

4° *Relèvement de l'état général du malade.*

Nous savons que le cuivre introduit dans l'organisme, sous forme de Cuprase, se fixe sur les lécithines ; que les lécithines sont abondantes dans les néoplasmes ; mais cela ne nous suffit point, cela ne peut pas satisfaire notre curiosité ; il nous faut chercher la présence du cuivre dans les bourgeons cancéreux.

On prend deux lames de verre entre lesquelles on exprime avec toute la douceur possible plusieurs bourgeons cancéreux chez des malades bénévoles, après leur avoir injecté pendant trois jours consécutifs sept milligrammes de cuivre calculé à l'état métallique, soit, au total, après leur avoir injecté en trois jours un peu plus de deux centigrammes de cuivre métallique; les préparations, portées sur le champ du microscope et traitées, d'abord par l'acide azotique dilué et ensuite par une goutte d'ammoniaque, se colorent en bleu céleste; pour toutes les préparations le résultat est identique ; si peu accusée que soit la coloration elle ne saurait être douteuse pour un œil exercé; le cuivre atteint donc les bourgeons cancéreux et conséquemment il y exerce son action modificatrice ; je dois reconnaître que cette expérience ne réussit pas toujours ;

les ulcères cancéreux à gros bourgeons charnus, exubérants, qui se prêtent le mieux à la recherche du cuivre, sont relativement rares.

On savait déjà que tout élément de minéralisátion introduit dans un organisme altéré dans une de ses parties, se portait vers le point malade, mais on ne pouvait expliquer comment il s'y maintenait ; ce sont les lécithines qui le retiennent. *La Cuprase arrête le développement du cancer parce qu'elle se porte vers le tissu cancéreux.* C'est pourquoi l'on voit, parfois, des tumeurs cancéreuses augmenter de volume, devenir chaudes, turgescentes, être le siège d'un véritable mouvement fluxionnaire à la suite d'injections trop rapprochées de Cuprase; en ce cas, il suffit d'interrompre les injections du médicament pendant quelque temps et bientôt tout rentre dans l'ordre ; le mouvement fluxionnaire passé, le volume de la tumeur est plus petit qu'avant la fluxion provoquée par notre colloïde de cuivre.

LA CUPRASE EST SÉDATIVE ; l'action sédative de la Cuprase provient et de sa présence dans le système nerveux central et de sa présence au milieu du tissu cancéreux ; la douleur n'est-elle pas le résultat de l'exagération de la vibration des filets nerveux ? La vibration du système nerveux est modifiée, atténuée, par la présence dans son organisation d'un élément de minéralisation plus lourd que l'élément de sa minéralisation normale ($Cu = 63$ — $Mg = 24$). La sédation produite par la Cuprase est en rapport avec la richesse des tissus en lécithines ; les centres nerveux, la substance blanche, en particulier des centres nerveux, sont abondamment pourvus de lécithines, et aussi les tissus de nouvelle formation, les tissus cancéreux, comme nous l'avons indiqué précédemment.

L'odeur repoussante des cancers ulcérés, des cancers de l'utérus entre autres, s'atténue ou disparaît sous l'influence de la Cuprase.

En même temps que se dissipe la mauvaise odeur des ulcères cancéreux à la suite des injections de Cuprase, la surface de ces ulcères change d'aspect; la sanie cancéreuse se modifie ; une teinte rosée remplace la couleur grisâtre à la surface de l'ulcère ; la sanie cancéreuse est moins purulente ; elle est souvent colorée par un peu de sang : les parties sphacélées tombent et la vie des cellules normales paraît renaître au milieu des détritus tout à l'heure empuantis. Dans ces conditions, c'est la guérison assurée, pourvu que l'on continue les injections tout en surveillant de près leur pouvoir fluxionnaire de façon à éviter des congestions actives qui pourraient entraîner des hémorragies.

Dans certains cas de cancer de l'utérus accompagnés d'hémorragies, même abondantes, chez des sujets affaiblis, *les injections de Cuprase arrêtent assez rapidement les pertes de sang;* je crois que, dans ces circontances, la tension vasculaire, résultant du fait même de l'injection plus encore que de son action médicamenteuse, est la cause de l'hémostase ; cependant la Cuprase favorise l'hémostase par les modifications qu'elle apporte au sein du tissu cancéreux.

La Cuprase améliore rapidement l'état général du malade.

L'arrêt du développement du tissu cancéreux, l'atténuation, la disparition de la douleur, sont, à n'en pas douter, les deux causes principales du relèvement des

2

malades atteints de cancer, néanmoins. la Cuprase active les échanges nutritifs; l'augmentation de l'urée dans les urines, la diminution des globules blancs, dans le liquide sanguin, l'accroissement de la valeur globulaire des globules rouges viennent en témoigner.

Il semble qu'il y ait une contradiction d'une part entre l'accroissement de la valeur globulaire et d'autre part entre la substitution ou l'addition du cuivre par petites portions au fer de l'hématie; théoriquement, la Cuprase devrait être anémiante; cependant les cancéreux traités par les injections de Cuprase augmentent de poids, leur teint se recolore, ils vivent mieux; « je vis mieux me disait, dernièrement, un malade, je me sens revivre. »

Il existe d'autres exemples, en physiologie, de métaux plus lourds, se substituant à des métaux plus légers ; et, la conséquence de ces substitutions est d'exciter les éléments cellulaires à la fixation d'une quantité plus grande de leur métal normal dominant; tel est le cas du *Strontium* (Sr $= 87$) et du Calcium (Ca $= 40$.) Le Strontium se substitue facilement au Calcium dans les différents tissus de l'organisme et notamment dans le tissu osseux. Quand on a conduit cette substitution pendant un temps suffisamment long, pendant quinze à vingt jours, avec mesure, et que l'on suspend l'usage du métal substituant, on constate que le métal substitué se fixe plus rapidement et plus abondamment qu'avant la substitution, pour le plus grand profit de l'organisme. Nous connaissons, par ailleurs, l'influence profonde des sels de cuivre sur les sels de fer et aussi l'appel du fer au fer pour vaincre l'influence du cuivre, en dehors de l'état colloïdal.

Dans le cas de la substitution du cuivre de la Cuprase au fer de l'hématie, la chose est plus complexe, parce que l'on se trouve en présence d'un malade tourmenté par des intoxications, des infections plus ou moins intenses et dont les agents de ces intoxications, de ces infections ont plus ou moins ruiné la vitalité des cellules, en général ; les échanges sont lents, difficiles, souvent, mais ils se produisent.

L'intervalle qui sépare les injections de Cuprase les unes des autres, équivaut à une suspension momentanée, sans doute, mais à une suspension de l'élément métallique substituant qui permet à l'élément substitué au fer, de se fixer avec plus d'abondance et de force sur l'hématie. Ainsi peuvent s'expliquer, expérimentalement, les diverses propriétés de la Cuprase introduite dans les organismes cancéreux par la voie hypodermique.

IV

ANALYSES DE SANG CHEZ LES CANCÉREUX

Le cuivre se rencontre dans le sérum sanguin, dans les globules rouges et dans les globules blancs ; la fibrine ne retient point le cuivre.

Quelques animaux, les chèvres entre autres, dont l'endurance pour le cuivre est grande, se prêtent facilement aux expériences nécessaires pour doser le cuivre dans les différentes parties de leur sang ; je n'ai point vu de chèvres cancéreuses ; je ne sais donc pas si, le cas échéant, l'espèce de saturation cuprique à laquelle les chèvres peuvent arriver, est capable d'emnêcher le développement du cancer ou d'en enrayer la marche ; ce que nous savons, c'est que, sous l'influence d'un excès de cuivre, le taux de l'hémoglobine diminue dans le sang de la chèvre ; que la couleur propre des hématies est moins accentuée ; (on en aperçoit quelques-unes de crénelées), et que, peu de temps après la cessation de l'ingestion du cuivre, les hématies deviennent plus nombreuses ; leur coloration est plus avivée. Nous avons constaté des phénomènes analogues chez certains cancéreux pendant et après un traitement régulier par la Cuprase, traitement suivi de régression et de modifications profondes des tumeurs cancéreuses, comme on le verra par les analyses suivantes :

Analyse du sang des cancéreux comparée à l'analyse du sang normal.

Analyse du sang de quelques cancéreux avant et après le traitement par la Cuprase.

L'analyse du sang se divise en trois parties :

1° Analyse microscopique et hématimétrie ;
2° Analyse physique ;
3° Analyse chimique.

L'analyse physique est impraticable dans les conditions où nous nous trouvons ; nous ne pouvons disposer que d'une très minime quantité de sang : 0 cc.020. Pour les mêmes raisons, l'analyse chimique, purement volumétrique, se trouve restreinte à trois des éléments inorganiques du sang : le *chlore*, le *phosphore* et le *sodium*. Je n'ai pas recherché l'alcalinité ; j'ai mieux aimé doser le sodium, base alcaline dominante du sang pris dans sa totalité.

Lorsque l'on a incinéré un volume connu du sang, on trouve un excédent de soude qui ne peut être combiné ni au chlore, ni au phosphore, ni au soufre ; cette soude provient et de la décomposition des carbonates, pendant l'incinération et de la disparition des albuminoïdes avec lesquelles elle se trouve en combinaison ; c'est pourquoi j'ai dosé l'alcalinité des cendres, alcalinité qui me semble fournir des indications plus précises sur l'alcalinité d'un sang donné, que la recherche directe de cette alcalinité dans le sang même. J'ai calculé l'acide phosphorique en *phosphore*, les chlorures en *chlore*, la soude en *sodium*.

J'ai dosé le chlore et le phosphore par les moyens volumétriques connus ; j'ai dosé le sodium à l'aide d'une solution de phénol-phtaléine titrée; j'ai préparé cette solution avec de la phénol-phtaléine dissoute dans de l'alcool à 95°, dans la proportion d'un gramme de phénol-phtaléine pour quinze centimètres cubes d'alcool à 95° ; j'ai préparé, au moment des expériences, une échelle de coloration avec la soude pure dont la moins colorée, représentait o milligramme oo48 dix-millièmes de milligrammes de soude.

Quant au sang, je l'ai puisé avec une pipette graduée au niveau d'une piqûre pratiquée à la face palmaire du médius, assez près de l'ongle ; j'ai fait tomber le sang ainsi recueilli o cc.o2o sur un fragment de papier Berzélius, dont la teneur infime en cendres est connue ; j'ai incinéré le papier et le sang en même temps.

Je donnerai, dans les tableaux ci-après, les résultats moyens de l'analyse du sang normal comparés aux résultats moyens de l'analyse du sang des cancéreux.

	SANG MOYEN NORMAL	SANG MOYEN DES CANCÉREUX
Chlore	o gr. 002412 %	o gr. 00206 %
Phosphore	o gr. 000486 %	o gr. 000423 %
Sodium	o gr. 06877 %	o gr. 06084 %
Hémoglobine % (notation de Gowers)=	100	70.8 %
Globules rouges, par millimètre cube..	4.500.000	4.492.727
Valeur globulaire, point de comparaison	L'unité	0.745
Leucocytes, par millimètre cube	6.000	11.954
Polynucléaires	66 %	66.94 %
Lymphocytes	26.5 %	25.5 %
Grands mononucléaires	6.5 %	5.47 %
Eosinophiles	1 à 2 %	2.36 %
Labrocytes	o à 1 %	0.76 %

Le tableau ci-dessus nous démontre que le sang moyen du cancéreux diffère du sang moyen normal par une moindre alcalinité, par une déminéralisation de 12 % pour les trois éléments, phosphore, chlore, sodium ; par le nombre élevé des leucocytes ; par une légère diminution des globules rouges et par une grande diminution de la valeur globulaire qui est de 25.5 % au-dessous de la moyenne normale.

Malgré tout, étant donné l'élasticité des moyennes, les différences entre le sang normal moyen et le sang moyen des cancéreux ne sont pas extraordinaires ; il en est tout autrement quand on rapproche les analyses individuelles du sang des cancéreux des moyennes du sang normal.

Analyses individuelles du sang des cancéreux avant le traitement par la Cuprase.

I. — Femme, 50 ans, *Cancer de l'ampoule cœcale.*

	ÉLÉMENTS CALCULÉS	ÉLÉMENTS MOYENS NORMAUX
Chlore	o gr. 00184 %	o gr. 002.412 %
Phosphore	o gr. 00037	o gr. 000.486 %
Sodium	o gr. 0527	o gr. 06877
Hémoglobine	66.4 %	100
Globules rouges.....	3.840.000	4.492.727
Valeur globulaire...	0.86 %	1
Leucocytes	7.700	6.000
Polynucléaires	80 %	66 %
Lymphocytes	16	26.5
Grands mononu- cléaires	3	6.5
Eosinophiles	1	1 à 2
Labrocytes	0	o à 1

II. — Homme, 55 ans, *Epithélioma de la face, ulcéré.*

	ÉLÉMENTS CALCULÉS	ÉLÉMENTS MOYENS NORMAUX
Chlore	o gr. 023 %	o gr. 002.412 %
Phosphore	o gr. 0004498	o gr. 000.486 %
Sodium	o gr. 0645	o gr. 06877
Hémoglobine	81.40	100
Globules rouges.....	5.030.000	4.492.727
Valeur globulaire...	0.80	1
Leucocytes	12.900	6.000
Polynucléaires	66 %	66 %
Lymphocytes	24.3	26.5
Grands mononu- cléaires	5.7	6.5
Eosinophiles	4	1 à 2
Labrocytes	0	o à 1

III. — HOMME. 43 ans. *Cancer de l'estomac.*

	ÉLÉMENTS CALCULÉS	ÉLÉMENTS MOYENS NORMAUX
Chlore	o gr. oo2 11 %	o gr. oo2.412 %
Phosphore	o gr. ooo.425	o gr. ooo.486 %
Sodium	o gr. o623	o gr. o6877
Hémoglobine	62.8 %	100
Globules rouges.....	4.520.000	4.492.727
Valeur globulaire...	o.69	1
Leucocytes	24.300	6.000
Polynucléaires	76.7 %	66 %
Lymphocytes	13.3	26.5
Grands mononucléaires	3.7	6.5
Eosinophiles	5.3	1 à 2
Labrocytes	1	o à 1

IV. — FEMME, 47 ans. *Cancer de l'utérus.*

	ÉLÉMENTS CALCULÉS	ÉLÉMENTS MOYENS NORMAUX
Chlore	o gr.oo2o3 %	o gr. oo2.412 %
Phosphore	o gr. ooo.418	o gr. ooo.486 %
Sodium	o gr. o593	o gr. o6877
Hémoglobine	61 %	100
Globules rouges.....	4.340.000	4.492.727
Valeur globulaire...	70 %	1
Leucocytes	8.900	6.000
Polynucléaires	58.7	66 %
Lymphocytes	36.7	26.5
Grands mononucléaires	4	6.5
Eosinophiles	o.3	1 à 2
Labrocytes	o	o à 1

V. — FEMME, 58 ans, *Cancer récidivé du sein gauche.*

	ÉLÉMENTS CALCULÉS	ÉLÉMENTS MOYENS NORMAUX
Chlore	o gr. 0025 %	o gr. 002.412 %
Phosphore	o gr. 0005 %	o gr. 000.486 %
Sodium	o gr. 0070	o gr. 06877
Hémoglobine	66.4 %	100
Globules rouges.....	5.020.000	4.492.727
Valeur globulaire...	o.66	1
Leucocytes	18.000	6.000
Polynucléaires	57 %	66 %
Lymphocytes	35 %	26.5
Grands mononu-cléaires	6	6.5
Eosinophiles	1	1 à 2
Labrocytes	1	o à 1

VI. — FEMME, *Cancer de l'utérus récidivé.*

	ÉLÉMENTS CALCULÉS	ÉLÉMENTS MOYENS NORMAUX
Chlore	o gr. 00174 %	o. gr. 002.412 %
Phosphore	o gr. 000.4128	o gr. 000.486 %
Sodium	o gr. 0586	o gr. 06877
Hémoglobine	48 %	100
Globules rouges.....	4.280.000	4.492.727
Valeur globulaire...	o.58	1
Leucocytes	11.100	6.000
Polynucléaires	80	66 %
Lymphocytes	12.7	26.5
Grands mononu-cléaires	5.3	6.5
Eosinophiles	1	1 à 2
Labrocytes	1	o à 1

VII. — Homme, 49 ans. *Cancer de l'œsophage ; gastrostomie.*

ÉLÉMENTS CALCULÉS		ÉLÉMENTS MOYENS NORMAUX
Chlore	o gr. oo2.oa5 %	o gr. oo2.412 %
Phosphore	o gr. oo045	o gr. ooo.486 %
Sodium	o gr. o683	o gr. o6877
Globules rouges	4.960.000	4.492.727
Leucocytes	14.100	6.000

VIII. — Femme, 3o ans. *Adeno-sarcome du sein droit.*

ÉLÉMENTS CALCULÉS		ÉLÉMENTS MOYENS NORMAUX
Chlore	o gr. oo2o6 %	o gr. oo2.412 %
Phosphore	o gr. ooo.414	o gr. ooo.486 %
Sodium	o gr. o585	o gr. o6877
Globules rouges	4.290.000	4.492.727
Leucocytes	5.200	6.000
Polynucléaires	49	66 %
Lymphocytes	3o	a6.5
Grands mononu-cléaires	7	6.5
Eosinophiles	3	1 à 2

IX. — Femme, 39 ans, *Cancer récidivé après une troisième opération.*

ÉLÉMENTS CALCULÉS		ÉLÉMENTS MOYENS NORMAUX
Chlore	o gr. oo2	o gr. oo2.412 %
Phosphore	o gr. ooo.4o1	o gr. ooo.486
Sodium	o gr. o5711	o gr. o6877
Globules rouges	4.160.000	4.492.727
Leucocytes	9.100	6.000
Polynucléaires	63	66 %
Lymphocytes	28	a6.5
Grands mononu-cléaires	8	6.5
Esinophiles	1	1 à 2

Analyse du sang de deux femmes avant et après le traitement par la Cuprase.

I. — FEMME, 5o ans, *Cancer du sein droit récidivé après deux opérations* ; trois mois de traitement par la Cuprase ; très grande amélioration ; poids fin mai : 6r kil. 2oo ; poids fin août : 63 kil. 6oo.

ÉLÉMENTS DOSÉS AVANT TRAITEMENT		ÉLÉMENTS DOSÉS APRÈS TRAITEMENT	Différence en +
Chlore	o gr. oo2	o gr. oo2.175	o gr. ooo.175 +
Phosphore	o gr. oo4	o gr. ooo.437	o gr. ooo.o37 +
Sodium	o gr. o575	o gr. o623	o gr. oo48 +
Hémoglobine ...	6r %	66.4 %	5.4 +
Globules rouges..	4.135.ooo	4.53o.ooo	395.ooo +
Valeur globulaire	o.67 %	o.86 %	19 +
Leucocytes	1o.2oo	7.7oo	2.5oo —
Polynucélaires ...	7o %	6o %	1o —
Lymphocytes ...	27	21.5	o.55 —
Grands mononu-cléaires	6	4.5	1.5o —
Esinophiles	6	3.5	2.5o —
Labrocytes	1	1	o

II. — FEMME, 4r ans, *Cancer du sein gauche récidivé* ; trois mois de traitement.

ÉLÉMENTS DOSÉS AVANT TRAITEMENT		ÉLÉMENTS DOSÉS APRÈS TRAITEMENT	Différence en +
Chlore	o gr. oo212 %	o gr. oo2.482	o.ooo.362 % +
Phosphore	o gr. ooo.4146	o gr. ooo.485	o gr. oooo.7o4 +
Sodium	o.o6	o gr. 69	o gr. oo9 +
Hémoglobine ...	81.4	88.6	o.72 +
Globules rouges..	4.34o.ooo	4.4oo.ooo	6o.ooo +
Valeur globulaire	o.7o	o.8o	1o +
Leucocytes	12.9oo	8.9oo	4.ooo —
Polynucélaires ...	69 %	66 %	3 —
Lymphocytes	24.3	23	1.3 —
Grands mononu-cléaires	5.7	6	o.o3 +
Eosinophiles	4	1	3 —
Labrocytes	o	1	o —

La conclusion qui s'impose à la suite de ce travail encore trop incomplet, c'est que nous ne pouvons accuser le cancer de fixer son action destructive sur l'un des éléments constitutifs du sang plutôt que sur un autre ; tous paraissent frappés. L'hyperleucocytose domine les autres modifications du sang chez le cancéreux ; il semble que la polynucléose et la lymphocytose progressent en sens inverse, le plus souvent : de même, dans certains cas, la valeur globulaire et le nombre des globules ne s'accordent pas entre eux ; la déminéralisation est constante dans le cancer confirmé, même pour les chlorures qui sont généralement si abondants chez les descendants de cancéreux.

Lorsque le malade se relève, sous l'influence d'un traitement efficace, tous ses éléments de constitution se régénèrent à la fois : leurs rapports s'harmonisent comme nous le voyons chez les deux malades traitées par la Cuprase, sans que l'on puisse dire qu'une cellule est plus favorisée qu'une autre, parce qu'elle avait été plus particulièrement lésée. Quoi qu'il en soit des théories et des vues scientifiques, le cancéreux cherche et veut la guérison; les observations cliniques suivantes vont nous dire si le médecin est capable de la lui faire espérer, ou mieux de la lui donner.

V

OBSERVATIONS CLINIQUES

Je ne rapporte que cinquante observations. J'aurais pu en présenter d'autres, mais j'ai pensé que celles-ci étaient suffisantes pour mettre en évidence l'action thérapeutique de mon colloïde. En outre, je ne voulais pas donner à ce travail une importance trop considérable, malgré l'intérêt et la nouveauté qui s'attachent au sujet que je traite. Intentionnellement, je n'ai rapporté que des observations qui ne me sont pas personnelles.

Pour en faciliter l'exposition, j'ai sérié ces observations en cinq groupes.

Dans le premier groupe on verra quelques observations de cancers superficiels (peau, larynx, voile du palais, etc.), dont l'évolution est facile à suivre par la vue.

Dans le deuxième groupe j'ai réuni des observations de cancers du sein ulcérés ou non ulcérés, et dans le troisième groupe des observations de cancers de l'utérus.

Les cancers de l'appareil digestif (langue, estomac, intestin, rectum, etc.), sont les plus fréquents; le quatrième groupe est donc le plus important; c'est aussi celui d'où surgissent les résultats thérapeutiques les plus extraordinaires.

Pour ne pas trop m'étendre, j'ai écourté le cinquième groupe qui ne contient que trois observations (prostate, foie, os) ; j'ai négligé aussi quelques observations qui auraient mieux démontré, sans doute, si cela était possible, l'action anticancéreuse de la Cuprase dans son ensemble.

PREMIER GROUPE

OBSERVATIONS DE CANCERS DE LA PEAU, DU LARYNX, DU VOILE DU PALAIS

Obs. I. — **Epithélioma de l'angle interne de l'œil gauche.**
(Communiqué par le D' Epron, à la Chataigneraie, Vendée).

Le sujet que je traite par la Cuprase est atteint depuis trois ans d'*Epithélioma de l'angle interne de l'œil gauche* avec propagation au canal lacrymal et pénétration dans l'angle interne de l'orbite.

Je lui avais fait, ainsi qu'un oculiste, de nombreuses cautérisations au thermocautère et *le mal marchait toujours avec de vives douleurs nocturnes.* La paupière supérieure était infiltrée et de nombreux ganglions étaient gonflés et douloureux.

Dès la première injection, toute douleur a disparu et la paupière est redevenue normale. J'en suis actuellement à la neuvième. *L'ulcération cutanée et le canal lacrymal sont guéris; la caroncule est cicatrisée.* Il ne me reste plus qu'une végétation de la grosseur d'un grain de chanvre sous la paupière supérieure, et qui du reste tend à rétrocéder. Malgré l'obstination du malade à ne pas se garantir l'œil du vent ou des poussières, la guérison avance.

J'ai fait les huit premières injections de quatre jours en quatre jours ; à présent, tous les huit jours seulement. *J'ai voulu faire cet essai gratuitement, j'en suis heureux et émerveillé.*

La guérison sera-t-elle définitive ? L'avenir nous l'apprendra.
Je retiens du traitement la disparition des douleurs dès la première injection.

Obs. II. — Cancer ulcéré de l'aile du nez.
Communiquée par le Dr Mauny, de Château-du-Loir, Sarthe).

Femme de 57 ans, atteinte d'*ulcération cancéreuse ancienne de l'aile du nez.* Un confrère avait proposé une opération. J'ai commencé à la soigner le 6 juillet par les moyens externes ordinaires, jusqu'au 18. Depuis ce jour, j'ai pratiqué une injection de Cuprase tous les quatre jours, jusqu'à concurrence de quatre. *La guérison s'est produite avec une rapidité surprenante.* A ma visite d'hier, une petite surface de trois à quatre millimètres restait seule non épidermisée.

Obs. III. — Cancer du voile du palais.
Communiqué par le Dr Otto Pohl, de Pyrmont, Allemagne).

Mme B..., de P... (Allemagne), souffre d'un cancer du voile du palais.

Au premier examen de cette dame âgée de 78 ans, je constatai au voile du palais une ulcération ayant la forme et la grandeur à peu près d'une pièce d'un demi-franc. Les bords sont indurés. Les ganglions sont augmentés de volume et durs. *La malade est déjà cachectique. L'état est tellement grave et désespéré qu'un chirurgien célèbre, appelé en consultation, refusa d'intervenir.* Il faut avouer que, de mon côté, je m'opposai d'abord énergiquement au traitement par la Cuprase. Mais l'excellente réputation de cette méthode me détermina à l'essayer comme dernier moyen.

A chaque injection il se produisait une réaction assez violente, avec fièvre. Cela durait un ou deux jours, puis disparaissait.

Après la huitième injection on pouvait déjà constater la guérison de l'ulcération, les bords étaient moins épais et se rapprochaient. A mon dernier examen, toute l'ulcération était recouverte d'un fin tissu cicatriciel blanc.

La santé générale s'est bien rétablie, la malade circule maintenant dans son appartement, prend part à la conversation, mange *de tout sans éprouver de douleur en avalant;* seulement, de temps en temps, un petit sentiment de gêne à la gorge.

Je voudrais publier ce cas, et je ne puis vous dire comment j'admire votre très importante découverte.

J'ai l'honneur, etc.,

Dans une note séparée, la fille de la malade ajoute :

Après les premières injections, la température montait toujours à 39° et les douleurs augmentaient de jour en jour. Il fallait faire des injections de morphine et nous désespérions de l'effet de la Cuprase. Enfin, entre la cinquième et la sixième injection les douleurs cessèrent et le rétablissement de la santé se fit de mieux en mieux. Après la septième injection on ne constata plus de fièvre et *on put cesser la morphine.* La douleur a tout à fait disparu, etc.

Obs. IV. — **Cancer ulcéré du creux poplité.**
(Communiquée par le Dr Legrain, de Versailles).

Les modifications surprenantes survenues à la suite de la première série de piqûres au niveau d'un néoplasme ulcéré du creux poplité récidivé après deux interventions chirurgicales étendues, chez une femme du Bureau de Bienfaisance, en *état de cachexie avancée* me font un devoir de continuer le traitement.

Après une période de turgescence avec élimination d'ichor, l'énorme plaie lardacée se rétracte et la masse cancéreuse après avoir subi un bourgeonnement dans sa totalité, se sèche, les végétations se flétrissent sans tomber.

Il y a là quelque chose de très impressionnant pour un observateur désintéressé.

Obs. V. — **Epithélioma de la lèvre inférieure.**
(Communiquée par le Dr Chatinière, de Paris).

M. C..., 78 ans, est porteur, à la lèvre inférieure, un peu à gauche de la ligne médiane, d'une *ulcération épithéliomateuse, ayant environ la dimension d'une pièce de deux francs.* De vieux chicots à la mâchoire inférieure frottent à ce niveau. Un ganglion roule sous le doigt en dessous du maxillaire; Wassermann négatif.— Le malade, venu de la campagne pour se faire opérer, est enchanté d'éviter toute relation avec le bistouri. *Huit injections sont faites,* une tous les quatre jours, bien tolérées, à part la troisième et la quatrième, qui provoquent un léger accès fébrile et un mal de tête qui ne persiste pas. *Poly et pollakiurie après chaque injection.*

Dès le début du traitement, l'ulcération indurée à sa base s'assouplit, et un liseré cicatriciel périphérique apparaît. Au bout d'une quinzaine de jours, l'ulcération réduite à un franc est assez nette-

ment divisée en deux parties : le segment antérieur est recouvert
d'une croûte, et seule la zone postérieure reste stationnaire,
constamment imbibée de salive et frottant sur le chicot dont le
malade refuse de se séparer. Au bout d'un mois, la croûte est
tombée, et la cicatrisation à ce niveau semble très avancée, la
partie postérieure s'étant seulement un peu rétrécie. Malheureu-
sement le malade a la nostalgie de sa campagne, de ses champs,
et il est impossible de le retenir à Paris. Il part donc, emportant
quelques ampoules, et le confrère fort aimable qui le soigne « au
pays » m'apprend, quelques semaines plus tard, que le traitement
a été cessé.

Obs. VI. — Cancer du larynx.
(Communiquée par le Dr C..., de M..., Italie).

... *Dès la seconde injection j'ai obtenu une remarquable amélioration* : le gonflement de la gorge, au niveau de la tumeur, a
disparu ; l'aphonie ainsi que les phénomènes de sténose laryngée
se sont considérablement modifiés.

Obs. VII. — Cancroïde de la lèvre.
(Communiquée par le Dr Epron, de la Chataigneraie, Vendée).

J'ai employé la Cuprase dans un cas de *cancroïde de la lèvre,
chez un enragé fumeur qui est guéri ; je dis guéri*, après seize injections, *sans qu'il ait un jour abandonné son éternelle pipe.*

Obs. VIII. — Epithélioma ulcéré de la paupière supérieure.
(Communiquée par le Dr Vérut, à Charly, Aisne).

Le Dr V..., écrit : « J'ai quatre cas de cancer en traitement
par la Cuprase : 1° *Un épithélioma ulcéré de la paupière supérieure, inopérable, et qui était cicatrisé en trois piqûres.* Je continue
les injections parce qu'il existe encore de l'induration ;
   2° Un épithélioma de la lèvre inférieure stationnaire ;
   3° Un *cancer de l'estomac qui semble guéri*, au moins comme
symptômes ;
   4° Enfin un cancer de l'estomac, stationnaire.

3

DEUXIEME GROUPE

OBSERVATIONS DE CANCERS DU SEIN

·Obs. IX.· — **Cancer ulcéré du sein datant de neuf ans.**
(Communiquée par le Dr Loiseau, de Boynes, Loiret).

Religieuse âgée de 65 ans, porteuse d'un *épithélioma du sein droit*, épithélioma datant de neuf ans, *ulcéré sur une surface plus étendue que le fonds d'une assiette, bourgeonnant, saignant et suppurant par place, devant aboutir rapidement à la mort.* Odeur cadavérique spéciale, nombreux ganglions sous l'aisselle. La malade qui avait toujours dissimulé son infirmité est obligée de me la montrer à l'occasion d'*hémorrhagies très abondantes.*

Après deux mois de traitement par les moyens ordinaires, *la malade se cachectise, ne mange plus* et est incapable de se livrer à aucun travail. Après une longue résistance de sa part, je finis par lui faire consentir à essayer la Cuprase.

Après les quatre premières injections faites dans la fesse à quatre jours d'intervalle, son état s'est tellement amélioré qu'elle se proclame guérie. L'appétit est revenu, la malade se livre à ses travaux habituels et localement on observe la disparition des ganglions de l'aisselle, la surface ulcérée se déterge, le pus disparaît avec l'odeur fétide, les hémorragies cessent et l'étendue de la surface ulcérée diminue un peu.

Aujourd'hui, après douze injections à six jours d'intervalle, le mieux se maintient, mais la guérison paraît plus lente. La tumeur est plus belle, plus propre, il n'y a *plus de suppuration, plus d'hémorrhagies, plus de ganglions,* mais la malade hésite à continuer les injections car elles sont douloureuses.

Obs. X. — **Cancer ulcéré du sein.**
(Communiquée par le Dr Rochette, à Hauteville, Ain).

Femme de 62 ans, cuisinière, sans antécédents héréditaires ou personnels. Il y a trois ans, souffre du sein droit et constate un beau jour que le mamelon est « rentré ». Refuse une intervention ; peut continuer son travail. La tumeur augmente peu, mais s'ulcère et ne forme qu'un bloc avec les plans profonds.

Il y a un an, *deux chirurgiens refusent de pratiquer l'opération que la malade réclame alors, à cause des souffrances qu'elle endure.*

L'état général devient mauvais : amaigrissement de 37 kilos ; les douleurs s'exacerbent. Apparition de multiples ganglions, axillaires, sous-claviculaires, sous-maxillaires, même du côté opposé et enfin sous-cutanés. La peau de tout le corps est parsemée de nodosités du volume d'une noisette. Adénopathie trachéo-bronchique : toux quinteuse, déchirante, crises d'oppression.

La Cuprase est essayée il y a deux mois : une ampoule tous les cinq jours. Pas de réaction locale, un peu de douleur au siège de la piqûre, mais fugitive et inconstante ; pas de fièvre.

Actuellement (30 octobre), *l'ulcération du sein est cicatrisée ; la tumeur a diminué de volume, la malade ne souffre plus. En outre les glanglions ont disparu pour la plupart ou bien ont beaucoup diminué ; la toux de compression a cessé.*

En résumé : amélioration très nette au point de vue local ; la malade se dit guérie.

Obs. XI. — **Squirrhe du sein ulcéré.**
(Communiquée par le Dr Martin, de Tarascon).

Mlle T..., âgée de 50 ans, est atteinte de *squirrhe ulcéré du sein droit depuis cinq ans.* Cette demoiselle avait été *condamnée par les meilleurs chirurgiens de Montpellier* qui avaient décidé que ce cas était incurable, inopérable, et au-dessus des ressources de l'art actuel.

Nous avons commencé la Cuprase en mai et elle a reçu *seize injections* à quatre jours d'intervalle; nous avons donné quatre injections en juin, quatre injections en juillet et deux en août ; nous avons fini aujourd'hui la deuxième boîte de Cuprase, de sorte qu'elle a reçu seize injections.

L'amélioration a été rapide. Dès les premières injections l'état général est devenu meilleur; l'appétit est revenu ainsi que les forces dans les jambes. Elle a repris une bonne couleur au lieu de la teinte jaunâtre du visage qu'elle avait auparavant. Le sommeil est bon. Les urines sont belles et abondantes; il n'y a ni albumine ni sucre à l'analyse faite aujourd'hui.

La malade qui était atteinte d'entérite chronique avec constipation opiniâtre a vu l'état de son intestion s'améliorer ; elle mange des raisins chasselas, ce qui a produit un effet laxatif et lorsqu'elle va bien du corps l'appétit augmente.

L'état local du sein s'est amélioré. Il y avait trois bourgeons suppurés et recouverts d'un magma blanchâtre très adhérent. Les deux premiers bourgeons ont cicatrisé ; le troisième ne veut pas se déterger. Il n'y a aucune *douleur locale*. Les injections ne sont pas douloureuses ; je les fais à la fesse.

Mlle T... *avait au coude de nombreux ganglions de la grosseur d'un œuf de pigeon ; ils ont disparu ;* mais il reste encore un ganglion dans le creux de l'aisselle droite. Nous allons interrompre la Cuprase jusqu'à la fin du mois (cette lettre est écrite le 14 août), car Mlle T... va faire une saison de vingt jours aux eaux de Saint-Christau. Mlle T... pour continuer le traitement par le cuivre fait bouillir son lait dans une casserole en cuivre pur, non étamé, pour faire comme le célèbre Dr Galippe.

Obs. XII. — Carcinome du sein.
(Communiquée par le Dr Huss, de Genève).

Mme G..., âgée de 45 ans, originaire de St-J.-de-G. (Ain), opérée d'un *cancer du sein droit* du volume d'une orange avec ganglions nombreux de l'aisselle, au mois d'avril 1911. Les suites de cette opération ont été normales et l'état général de la malade était satisfaisant jusqu'au mois d'avril 1912.

Depuis cette époque Mme G... se plaint de *fortes douleurs lancinantes*, dans la poitrine et la nuque, ainsi que d'*insomnies et de perte de l'appétit*.

Au toucher les bords de la cicatrice opératoire sont douloureux et légèrement œdématiés. La cicatrice opératoire est rouge.

J'ai fait jusqu'à présent *quatre injections de Cuprase* et j'ai constaté avec satisfaction que *les douleurs disparaissaient* et d'autre part *la cicatrice opératoire a changé de couleur et devient, depuis huit jours, d'un blanc nacré. Le sommeil est normal et l'appétit revient; le teint devient rosé.*

Obs. XIII. — Carcinome du sein.
(Communiquée par le Dr Huss, de Genève).

Mme N... de S..., opérée au mois de mars 1911 d'un *carcinome du sein droit* avec ganglions de l'aisselle, présente depuis deux mois des *récidives ganglionnaires du cou et de la nuque, avec douleurs occipitales violentes*. Etat général assez mauvais.

La malade est traitée depuis trois semaines et a subi *quatre injections de Cuprase. Les ganglions diminuent progressivement. Les douleurs s'amendent et l'état général s'améliore. La malade continue le traitement.*

Obs. XIV. — **Cancer du sein à marche rapide.**
(Communiquée par le Dʳ Legendre, de Paris).

J'ai eu l'occasion d'employer la Cuprase du Docteur Gaube du Gers, sur une cliente atteinte de *cancer du sein à marche rapide*, déjà opérée à l'hôpital et ayant récidivé de plus belle.

Au moment où j'ai entrepris de la soigner, *la malade était absolument abandonnée par ceux qui l'avaient opérée et qui n'avaient trouvé qu'à lui souhaiter un décès aussi rapide que possible.*

Depuis deux mois, *j'ai obtenu des résultats qui m'ont émerveillé* et étant donné la marche de l'amélioration, j'espère aujourd'hui une guérison complète.

Je n'ai pas le temps de vous transmettre actuellement plus de détails, mais j'ai plaisir à vous dire tout le bien que je pense de votre traitement.

Obs. XV. — **Carcinome du sein avec récidive vertébrale.**
(Communiquée par le Dʳ Couvreur, de Pecquencourt).

Mᵐᵉ B..., âgée d'environ 47 ans, a présenté il y a cinq ans un *carcinome du sein opéré* à Lille par le Dʳ C..., professeur suppléant aux Facultés Catholiques. Trois ans après, un noyau de même nature apparaissait en dehors du sein, au niveau de la ligne axillaire et était enlevé à nouveau par le même chirurgien.

Au début de cette année, douleurs d'abord légères, dans la région lombaire, avec quelques élancements dans les jambes, douleurs placées sous l'étiquette de rhumatismales et qui ont déterminé la malade à revoir le Dʳ C... de Lille, lequel en avril dernier me renvoyait ma cliente en m'écrivant qu'une *récidive du carcinome dans la région vertébrale*, récidive inopérable cette fois, était survenue et que *le seul traitement désormais consistait, vu l'intensité des douleurs, en injections de morphine.* Donc, *situation générale désespérée*, moral atteint, *cas très grave*. La motilité des membres inférieurs était énormément compromise.

C'est alors que j'eus à soigner cette malade. Je constatai :

1° Une déviation latérale de la colonne vertébrale à la région lombaire avec concavité à gauche et tuméfaction de la région ;

2° Plus haut, entre les deux pointes des omoplates, une deuxième déviation, un peu moindre, avec concavité du côté opposé.

Les douleurs étaient surtout marquées au niveau de la région lombaire, *dans les deux cuisses*, et parfois à une épaule et dans la portion supérieure du bras correspondant ;

3° *La motilité des membres inférieurs s'est perdue peu à peu ; la malade a fléchi sur ses jambes au point de ne pouvoir plus bientôt se tenir debout et passait ses journées et ses nuits à geindre et à gémir, ayant peur de tous mouvements et craignant même sous elle, les plis des draps et des vêtements.*

Les injections de Cuprase ont été alors commencées et la première série d'ampoules (une boîte de 8) n'a rien fait, la maladie a même continué ses progrès. Je fis d'abord une injection tous les quatre jours, ensuite une tous les six jours. Peu de réaction générale, quelques douleurs pendant une demi-heure à une heure, dans la région où les piqûres étaient faites, c'est-à-dire dans la région fessière, proche de la déviation vertébrale, piqûres profondes, intramusculaires, comme celles d'huile grise. Au milieu de la deuxième boîte d'ampoules de Cuprase, *à la douzième ampoule, il a paru que l'affection ne progressait plus*. A la fin de la deuxième boîte, c'est-à-dire *après la seizième injection, les mouvements des membres inférieurs redevinrent plus aisés et les douleurs s'amoindrirent notablement, la malade put un peu sommeiller et dès lors cesser de gémir la nuit et une grande partie de la journée.*

Malgré le traitement, toutefois, apparurent à la peau, l'un près du sein, l'autre sur l'omoplate, deux petits noyaux durs, de nature carcinomateuse aussi et actuellement l'un gros comme un bon pois et l'autre aplati et de la grandeur d'une pièce de vingt sous, mais sans grande épaisseur et mobiles tous deux. Donc, malgré tout, tendance actuelle encore à une généralisation carcinomateuse, malgré une *amélioration notable dans tous les phénomènes généraux*. Je continue cet essai où la disparition de 75 % des douleurs, la réapparition de la motilité des membres inférieurs dans une proportion d'environ 50 % à l'heure actuelle, permettent d'entrevoir des résultats plus complets.

Obs. XVI. — Cancer du sein avec récidive vertébrale.

(Communiquée par le Dr Ranglaret, de Moulins, ancien Interne des Hôpitaux de Paris, Lauréat de l'Académie de Médecine).

Je soigne une femme opérée il y a deux ans, sur mon conseil, d'un *cancer du sein*.

Il y a six mois, cette malheureuse me fit une *récidive vertébrale*. C'est classique et cela dure six mois environ au maximum. Or, *non seulement ma malade n'est pas morte, mais elle mange comme quatre et ne souffre plus du dos.*

Je lui ai « fait du Gaube » seulement depuis quatre mois, et à un moment donné, *cette malade qui criait nuit et jour a eu de la paraplégie complète.* J'ai tenu bon, je lui ai fait des injections tous les quatre jours, et aujourd'hui, *la paraplégie est en train de disparaître. C'est tout simplement merveilleux.* A sa dernière injection, je l'ai trouvée écrivant une lettre sur son lit. *C'est une vraie résurrection.*

Obs. XVII. — **Cancer du sein avec envahissement du bras et du cou.**

(Communiquée par le Dr Luigi Grande, de Portici, Italie).

Je dois vous avouer que *j'ai obtenu un résultat absolument remarquable* avec une série de huit injections de votre merveilleuse Cuprase, chez une dame atteinte de *cancer du sein gauche* ayant envahi le bras et la région latérale du cou du même côté.

Je suis très satisfait du *surprenant arrêt du mal qui progressait avec une extraordinaire rapidité.* J'ai observé la *régression de tous les symptômes.* Ma *malade est transformée physiquement et moralement.*

Je regrette de ne pas avoir d'autres cas sous la main ; car je désirerais étendre le champ de mes expériences. *Votre Cuprase est vraiment merveilleuse.*

TROISIEME GROUPE

CANCERS DE L'UTÉRUS

Obs. XVIII. — **Cancer ulcéré du col de l'utérus.**
(Communiquée par le Dr Vassel, Le Puy).

Femme de 56 ans. *Cancer ulcéré du col de l'utérus.* L'utérus était prolabé depuis huit ans et sortait en entier à travers le vagin. J'ai donc pu suivre facilement l'évolution de la guérison.

La tumeur occupait toute la longueur du col qui se confondait avec le corps de l'utérus, elle n'était ulcérée qu'au niveau de l'extrémité antérieure du col sur tout son pourtour.

Dès la première injection, la malade accuse une rétrocession des phénomènes douloureux et une augmentation de l'appétit. Dès la cinquième injection, la tumeur diminue de volume et on voit apparaître des vergetures à sa surface. Quelque temps *après la huitième injection l'ulcération du col s'était cicatrisée et j'ai pu maintenir le prolapsus de l'utérus par un pessaire de Hodge.* La malade a ressenti de la fatigue après la huitième injection. Aujourd'hui, *elle est complètement guérie. Elle a engraissé de trois kilogr., sort en ville et vaque à ses occupations, ce qu'elle n'avait pas fait depuis huit mois,* date à laquelle avait débuté l'affection.

Cette première cure m'a vraiment émerveillé.

Obs. XIX. — **Cancer inopérable de l'utérus.**
(Communiquée par le D' F..., à P.-C.).

C'est un devoir pour moi de rendre hommage à l'efficacité de votre traitement par la Cuprase. *Dès la première injection sous-cutanée, Mme F..., qui était atteinte d'un cancer inopérable de l'utérus et qui avait des pertes continuelles, a vu ces dernières taries comme par enchantement deux jours après.*

Alors qu'il lui fallait une garde de nuit, qu'il fallait la soulever dans son lit, qu'elle *ne dormait plus,* aujourd'hui elle *repose très bien la nuit, n'a plus besoin de personne pour la soigner, s'occupe chez elle, circule dans le jardin dont elle surveille les travaux et cela un mois seulement après le début de votre traitement.* Je regrette bien de ne pas l'avoir fait peser au début du traitement, car *en même temps que la teinte jaune disparaît, les couleurs reviennent avec un certain état d'embonpoint.*

Obs. XX. — **Epithélioma de l'utérus.**
(Communiquée par le D' Sébileau, de Blaye, ancien Interne
des Hôpitaux de Paris).

Epithélioma de l'utérus. Malade âgée de 70 ans; a déjà eu douze injections. Elle est sensiblement mieux; *les douleurs sont presque disparues; les pertes sanguinolentes également;* il n'y a plus que quelques pertes rosées. *Faciès bien meilleur,* teint cachectique en voie de disparition.

Etat local très amélioré; l'ulcération diminuée de moitié se sclé-

rose visiblement. J'ai ajouté au traitement des injections à 2 %
de sulfate de cuivre. La malade continue son traitement.

Obs. XXI. — Cancer du col utérin.
(Communiquée par le Dʳ P., de Cl.).

La malade que j'ai en traitement présentait un *cancer du col utérin* très adhérent et dont le début pouvait remonter à dix-huit mois
environ. En raison surtout des *pertes hémorragiques* que faisait
la malade, l'*état général était très mauvais,* la tumeur commençait à
provoquer des *douleurs vives.*

Après huit injections. j'ai déjà obtenu de bons résultats. *La malade ne souffre plus; depuis trois semaines, les hémorragies ont
cessé; l'état général est meilleur, la tumeur a beaucoup diminué.*

Obs. XXII. — Cancer de l'utérus.
(Communiquée par le Dʳ Valency, de Paris, ancien Moniteur à la
Clinique d'Accouchement et de Gynécologie de la Faculté de Paris).

Femme de 55 ans, sans antécédents personnels. Une grossesse à
l'âge de 21 ans : accouchement à terme. Réglée normalement à 13
ans, règles douloureuses les trois premiers jours.

Après l'accouchement, un peu de métrite qui a rapidement cédé
au traitement.

Ménopause il y a un an.

Elle a commencé à ressentir des douleurs dans le bas-ventre le
5 décembre 1911. C'est le seul phénomène qui attire l'attention de
cette femme qui habite la campagne et l'a décidée à consulter son
médecin .Celui-ci constate un *cancer utérin* qui, d'après les rensei-
gnements que j'ai eus, devait évoluer depuis un an. Je vois la
malade pour la première fois le 24 février 1912.

Elle est amaigrie, les yeux sont excavés, les téguments ont une légère *teinte paille; perte complète d'appétit, insomnie, constipation
opiniâtre. Douleurs* dans le bas-ventre avec irradiations aux lombes
et aux cuisses, miction douloureuse, ténesme vésical.

Au toucher, le *doigt pénètre difficilement dans le vagin* dont les
parois sont granuleuses et dures comme du bois ; les culs-de-sac
n'existent pour ainsi dire plus et on arrive sur un col très dur et augmenté de volume. Le corps utérin est hypertrophié, aucun écoule-
ment utérin.

Le 29 février : *première injection de Cuprase.*

Dans les quarante-huit heures qui suivent, *les douleurs disparais-*

sent, les garde-robes ont lieu spontanément et se renouvellent deux et trois fois par jour, l'appétit revient et la malade repose un peu la **nuit.**

Le 6 mars : deuxième piqûre.

L'état général est bien meilleur, plus de douleurs; appétit et sommeil complètement revenus.

Le 9 mars : troisième piqûre.

Le toucher est plus facile, les parois vaginales n'ont plus leur aspect grenu et paraissent plus souples. Etat général meilleur.

Le 13 mars : quatrième piqûre.

Etat général satisfaisant.

En somme, il paraît y avoir une grande amélioration. En raison de l'étendue de la tumeur qui a envahi non seulement le corps utérin, mais les parois vaginales qui sont entièrement infiltrées, je n'ose espérer une guérison. Mais je suis convaincu que l'emploi de ce colloïde entraînera une survie appréciable, et je dirais même que si ma malade était opérable on pourrait espérer une guérison. Elle retourne dans son pays.

Obs. XXIII. — Cancer du col de l'utérus.

(Communiquée par le D' Canuto, de Turin, Italie, Médecin de l'hospice des convalescents).

La malade que je soigne avec la Cuprase est atteinte d'un *cancer du col de l'utérus.*

J'ai observé sous l'influence du traitement :

1° *Une diminution de la douleur;*

2° *Des métrorragies plus éloignées et moins fortes;*

3° *De la rétraction du col au niveau des parties malades ;*

4° *Amélioration générale.*

Obs. XXIV. — Cancer de l'utérus.

(Communiquée par le D' Greffier, de Grenoble, ancien Interne des Hôpitaux de Paris).

Cancer de l'utérus opéré en mai 1911 à la suite d'hémorragies répétées. Le col de l'utérus fut amputé et le chirurgien avait prédit une survie d'un an.

Peu de temps avant le traitement, la malade souffrait de *tiraillements douloureux dans tout le ventre,* elle ressentait des tremblements nerveux, ses forces faiblissaient chaque jour, etc.

Le traitement a été commencé au début de septembre et le doc-

*teur M... de R..., qui vient d'examiner la malade, déclare être en
présence d'une cure merveilleuse. Aujourd'hui, elle n'a aucun signe
subjectif, ni objectif de cancer, ni de maladie quelconque : absence
d'engorgements ganglionnaires, disparition de la rectalgie, due à
l'infiltration cancéreuse. Dès la deuxième piqûre, les douleurs (tiraillements) ont complètement disparu. Les forces et le mieux-être sont
revenus à vue d'œil. L'état d'asthénie a disparu peu à peu. Le teint
s'est éclairci rapidement.*

Obs. XXV. — Cancer de l'utérus.

(Obesrvation prise dans le service du D' P..., chirurgien de l'hôpital de V.).

Malade de 44 ans ; femme mariée, stérile et dont l'hérédité cancéreuse est connue. Sa mère et ses deux sœurs y ont succombé avant
5o ans.

Le début est récent ; la tumeur occupe les deux tiers du col de
l'utérus et se révéla par des *hémorragies graves par leur abondance
et leur fréquence, exposant la vie de la malade.* Un curettage puis
une laparotomie d'exploration révèlent sa nature, son étendue aux
annexes et une telle prolificité que quinze jours après le premier
curettage, il en fallait faire un second, *l'état général étant très
mauvais.*

C'est au lendemain de ce second curettage que sont commencées
les injections de Cuprase.

Les *huit injections* ont été faites en se conformant exactement aux
indications données. Après ces injections, un examen complet révèle:
1° *un état général amélioré au point qu'il en est devenu très bon;
2° la tumeur* n'a pas disparu, nous ne nous y attendions pas, mais
*elle s'est affaissée et n'est plus prolifiée. La coloration grise des tissus
fait place à une coloration rose saine dont les bourgeons ne saignent
plus et dont la sécrétion n'a aucune odeur. Les hémorrhagies ont
absolument disparu depuis la troisième injection. La malade se lève,
sort et circule et se croit guérie.* Le Docteur P... est d'avis de continuer une deuxième série d'injections. *L'état général en mars, était si
mauvais qu'on hésitait à laisser la malade sortir de l'hôpital dans
cette pensée qu'en raison de la rapidité de l'invasion, de l'état des
tissus sans cesse saignants, et de la cachexie, il n'y en avait pas pour
longtemps. Or, depuis six semaines cette malade va parfaitement, se
livre à des travaux agricoles très pénibles, fait des marches de 6 à
7 kilomètres sans fatigue. Elle a engraissé de 4 kilogr. 5oo depuis sa
sortie de l'hôpital le 17 avril, sans qu'il soit fait de suralimentation
ni aucune autre médication. Elle a eu 16 injections de Cuprase,*

sans accidents du côté de la peau, et elles ne lui sont pas douloureuses. On les fait suivre d'un bain et de douze heures de repos absolu par précaution.

J'ai voulu faire chez cette malade une tentative loyale de votre découverte. C'était un très mauvais cas et en acceptant de la traiter ainsi je ne prenais pas une grosse responsabilité. La chirurgie avait donné tout ce qu'elle avait : deux chirurgiens avaient jugé l'hystérectomie impossible à cause des adhérences et inutile. Il n'y avait plus, dans l'arsenal des procédés connus, rien pour elle.

QUATRIEME GROUPE

CANCERS DU TUBE DIGESTIF : LANGUE, ESTOMAC, PYLORE. INTESTIN, RECTUM.

Obs. XXVI. — Cancer de la langue.
(Communiquée par le Dr Pietro Alessi, de Girgenti, Italie).

Je viens de guérir un malade atteint de *cancer de la langue*. Toute intervention était impossible lorsqu'il vint me trouver.

Quand je vis ce malade pour la première fois, il existait déjà une vaste ulcération à la base de la langue et une forte induration de tout le côté gauche et de toute la partie postérieure. Adénopathies cervicales et sous-maxillaires.

Le diagnostic de cancer inopérable fut confirmé par deux spécialistes réputés de Palerme, le prof. Salvatore et le prof. Antonino d'Agnanno.

On essaya d'abord plusieurs médications sans succès et finalement *on redoutait une mort prochaine en raison de la cachexie du malade*, de la très grande difficulté qu'il éprouvait pour respirer et de l'impossibilité de s'alimenter, dans laquelle il se trouvait, en raison de la déglutition qui ne pouvait plus se faire. Finalement, *et comme dernier moyen, je me suis décidé à essayer les injections de Cuprase du Dr Gaube du Gers.*

Je pratiquai les injections de Cuprase dans la région de la gorge, et je fis les premières, de cinq jours en cinq jours.

Dès la seconde injection, je constatai une amélioration du malade, amélioration portant sur l'état local et sur l'état général. Puis graduellement, je puis suivre la transformation du cancer sans autre incident qu'une seule hémorragie au niveau de la partie ulcérée.

En trois mois de traitement environ, le malade a vu disparaître la lésion de la langue qui l'empêchait de s'alimenter, son état de dénutrition et d'hypertrophie ganglionnaire.

En présence de ce brillant résultat, qui ne peut être attribué qu'à la Cuprase, j'ai espacé davantage les injections et je n'en fais plus qu'une tous les quinze jours.

Obs. XXVII. — **Néoplasme de la base de la langue.**
(Communiquée par le Dr Lautier, Les Vans, Ardèche).

Néoplasme de la base de la langue à sa face inférieure datant de trois mois environ, du volume d'une petite noix, non ulcéré, chez une femme de 48 ans.

Douleurs spontanées s'irradiant vers l'oreille et vers la tempe; *mastication pénible et difficile* ainsi que la déglutition. La parole elle-même fatigue beaucoup la malade ainsi que, du reste, tout mouvement de la langue.

On constate, en avant de la tumeur et *sous la langue, un ganglion gros comme une noisette et un deuxième sous le maxillaire, plus gros qu'un œuf de pigeon.*

Dix-huit injections de Cuprase ont été faites depuis la fin du mois de juin.

Dès la première, soulagement considérable et diminution évidente des ganglions.

L'amélioration a ainsi progressivement continué jusqu'à ce jour, où la malade se considère comme guérie.

Les ganglions n'existent plus. Le néoplasme lui-même est fort difficile à reconnaître, et s'il en existe encore quelque trace, le volume en est bien petit. Je continue encore quelques injections pour confirmer la guérison qui a été constatée par plusieurs confrères et entre autres par le chirurgien de Nîmes qui, au début, et après plusieurs examens, avait déclaré toute intervention impossible.

Obs. XXVIII. — **Cancer de la langue et des lèvres.**
(Communiquée par le Dr Rallière, Noirétable, Loire).

Cancer de la langue et des lèvres datant de douze mois. La tumeur a diminué de volume ; les douleurs locales ou à distance ont disparu ; l'état général est excellent depuis sept mois, c'est-à-

dire depuis le début du traitement. C'est assurément très beau, vu nos moyens actuels de traitement.

Pour des raisons diverses, j'ai utilisé surtout les *injections rectales* qui me paraissent aussi efficaces que les piqûres, à condition de doubler la dose, comme pour la plupart des sérums. C'est une méthode à essayer plus complètement. En tout cas, elle rend le traitement très facile et non douloureux, sans déplacement des malades, et cela agit.

Obs. XXIX. — **Néoplasme de l'estomac.**

(Communiquée par le Dr Poitevin, à Fompadour de Vérines, Charente-Inférieure).

M. M..., de Virson (Charente-Inférieure), présente des troubles dyspeptiques depuis 1904 : douleurs au niveau de l'estomac, qui augmentent d'une façon régulière, l'obligeant à cesser ses occupations à différentes reprises et résistant à toutes les médications conseillées.

En 1912, il a maigri au point qu'il est devenu « *complètement hétique* », *ne peut plus manger et souffre sans répit.* Il n'a plus d'espoir de guérison dit-il. C'est à ce moment qu'il vient me consulter, le 19 août : *aspect cachectique, sans forces, peut à peine marcher ;* d'une *maigreur considérable ; vomit tout ce qu'il prend, ne peut absorber et encore... qu'un peu d'eau. Douleurs atroces,* dans les reins, dans le dos, entre les deux épaules et au niveau de l'estomac. N'a pas eu d'hématémèses.

Examen de l'estomac : légère dilatation ; *néoplasme de la grande courbure,* très apparent, très sensible, de la grosseur du poing.

En attendant le traitement par injections de Cuprase, j'ordonne quelques cuillerées à café de sel de Hunt.

Le 26 août : 1re injection intrafessière d'une ampoule de Cuprase de 5 c3.

Le 30 août : 2e injection. Le malade sent ses douleurs disparaître. Il commence à dormir.

Les 3, 7, 11 septembre : 3e, 4e et 5e piqûres. *Le malade ne souffre plus. Il ne vomit plus. Il dort toutes ses nuits, reprend ses forces et réclame à manger. Je permets un peu de nourriture.*

Les 14, 18 et 21 septembre : 6e, 7e et 8e piqûres. Le malade va de mieux en mieux ; *il mange à sa faim et boit à sa soif.* Ses forces reviennent au point qu'il *recommence à travailler. En quinze jours, du 15 au 30 septembre, il a repris trois kilogrammes.*

Série de piqûres tous les huit jours : les 28 septembre, 5, 12, 19, 26 octobre et 2 novembre.

Diarrhée légère du 1ᵉʳ au 10 octobre. Coliques bénignes du 25 au 30 octobre, avec pointe de hernie inguinale gauche.

Pendant le mois d'octobre, le malade a repris de deux kilogs.

En résumé : chez un malade, fatalement condamné à brève échéance, les injections de Cuprase ont amené rapidement :

1° Disparition des douleurs ;

2° Disparition des vomissements ;

3° Disparition de l'insomnie ;

4° Apparition de l'appétit ;

5° Prise de poids remarquable (5 kilogr. en 40 jours) ;

La néoplasme semble diminuer de grosseur ;

Le traitement sera continué.

Obs. XXX. — **Cancer de l'estomac.**

(Communiquée par le Dʳ de Lastens, de Chantenay, Sarthe).

J'ai employé la Cuprase dans un cas de cancer de l'estomac et *dès la première injection* j'ai obtenu *la sédation très nette des douleurs* et la *disparition presque subite du melœna et de l'hématémèse.*

Obs. XXXI. — **Cancer de la face antérieure de l'estomac.**

(Communiquée par le Dʳ Philippon, de Saint-Etienne).

M. P..., 66 ans. — *Cancer de la face antérieure de l'estomac.* Début il y a deux ans environ. A cette époque, tumeur du volume d'une noix à la face antérieure de cet organe. Depuis, marche progressive, mais lente ; le malade continue ses occupations assez régulièrement. *Amaigrissement progressif.*

En mai 1912, la tumeur forme un large plastron bosselé qui soulève la région épigastrique. Le volume est à peu près celui d'une tête de fœtus à terme. Les troubles de la digestion sont très marqués. Pas de vomissements, mais *impossibilité presque absolue d'alimenter le malade qui souffre de l'estomac, a des coliques, va très difficilement à la selle. Il est très cachectique, arrivé à la dernière période de l'évolution de son mal.* A ce moment, *la fièvre apparaît,* 38°5 à 39 et tient le malade au lit.

Vers le 15 juin, l'état s'aggrave encore et *la terminaison fatale paraît devoir survenir dans 3 à 4 jours, au maximum.*

Le 19 juin, *première injection* de Cuprase. *Dès le lendemain, chute de la température à 36°5. Le malade a dormi la nuit,* depuis longtemps il ne reposait plus. Il *commence à digérer le lait;* puis après la quatrième injection, celles-ci étant faites tous les quatre jours, *les forces et l'appétit reviennent, il s'alimente très convenablement, il se lève et parle de sortir.*

Les injections sont alors espacées tous les six jours; mais après douze jours, *rechute :* digestions plus pénibles, diminution des forces, réapparition de la fièvre. *De nouveau injection tous les 4 jours et nouvelle amélioration.*

Depuis le 1ᵉʳ septembre et malgré une injection tous les quatre jours, aggravation progressive de l'état du malade. La tumeur qui avait certainement diminué d'un tiers environ grossit de nouveau. Elle est de nouveau douloureuse. Perte de l'appétit, digestions pénibles. La marche fatale reprend.

Les injections ont été faites à la fesse ou au voisinage de la tumeur. Quelques-unes ont été douloureuses, mais toutes supportables. Il m'a semblé qu'elles étaient moins douloureuses quand le malade était encore imprégné par le médicament.

Obs. XXXII. — Cancer de l'estomac.

(Communiquée par le Dᴿ Dessaux, de Tôtes).

M. J... Charles, 57 ans, taille 1 m. 80 ; assez maigre, mais toujours bien portant jusqu'à 54 ans ; bouvier dans une grande ferme a Tôtes, pas alcoolique, mais abusant un peu du tabac à chiquer. Son poids normal était de 70 kilogrammes depuis longtemps, variant peu.

Il y a bientôt trois ans, il a commencé à souffrir de l'estomac, par *crises très douloureuses,* s'irradiant dans le flanc droit; *vomissements glaireux,* mais non sanguinolents. Les aliments, qui passaient encore assez bien, étaient conservés; *selles rares, dures, noires, contenant certainement une notable quantité de sang,* en partie digéré.

J'ai vu alors le malade et ai trouvé une masse grosse comme la moitié du poing, au-dessus de l'ombilic, à droite, un peu mobile, douloureuse au toucher, mais moins douloureuse qu'elle ne l'est spontanément dans les crises ; petits ganglions sus-claviculaires, surtout à droite.

J'instituai un traitement calmant ; je fis cesser, ou plutôt diminuer le tabac à chiquer et prescrivis l'emplâtre ciguë-belladone, sur le point douloureux. Le malade alla mieux, mais *depuis six mois, aggravation notable de tous les symptômes avec amaigrissement, poids tombé de 70 kilos à 60 kilos, impossible de travailler et pres-*

que même de marcher; teint plombé, enfin, tous les signes de la cachexie au début.

J'ai fait prendre alors, en plus d'une potion calmante à la stovaïne, trois cuillerées à café par jour de la solution suivante dans un peu d'eau :

Sulfate de cuivre ammoniacal..........   o gr. 6o
Eau distillée ....)
Sirop de fleur d'oranger ....) ââ 100 gr.

(à conserver dans l'obscurité).

Il y eut un peu de mieux durant ce traitement suivi pendant un mois.

Ayant lu, dans la *Revue Moderne de Thérapeutique et de Biologie*, un article sur la Cuprase du Dr Gaube, du Gers, je proposai ce nouveau traitement à mon client.

Je fis *huit injections* aux dates suivantes, conformément aux indications de la notice accompagnant la Cuprase, 6 mai, 9 mai, 13, 17, 22 et 28 mai, 7 juin et la dernière le 15 juin.

Les injections, pratiquées dans les fesses, en dedans du grand trochanter, étaient douloureuses pendant plusieurs jours, les dernières plus encore que les premières ; la douleur s'irradiait dans toute la jambe et gênait un peu la marche. Mais, fait à noter à mon avis, *peu après l'injection, le malade accusait une violente douleur au niveau de la tumeur stomacale, douleur qui n'était point la même que la douleur des crises spontanées.* Au début, peu de changement; mais *à partir de la sixième injection, le malade a pu reprendre son travail, il s'alimente très bien, n'a plus de vomissements, plus de selles noires, a remonté de 6o kilos à 70 kilos, a même repris 1 kilo entre les deux dernières injections.* En dehors des injections de Cuprase, aucun traitement, sauf deux ou trois laxatifs à cause d'un peu de constipation.

Somme toute, le malade va bien, il va comme il allait jadis quand il n'avait rien à l'estomac. Mais cela va-t-il durer ? L'avenir nous le dira. Pour le moment il n'y a qu'à se réjouir du résultat obtenu avec huit injections de Cuprase. Toutefois, la tumeur n'est pas disparue, on la sent toujours. Pour l'instant, je clos là mon observation.

Le 14 août, deux mois après la dernière injection, le docteur D... écrit : « Mon cancéreux traité par la Cuprase va toujours bien. Il travaille et ne me consulte pas. » Et le 29 septembre : « Mon malade va toujours très bien ; je le rencontre souvent et il ne se plaint de rien. »

Obs. XXXIII. — **Cancer de l'estomac au début.**
(Note communiquée par le Dr B..., de T

. J'ai déjà employé la Cuprase chez deux de mes clients. Chez l'un, pour un cancer de l'estomac au début, *le résultat a été parfait.*

Chez l'autre, *pour une troisième récidive de sarcome mélanique avec généralisation.* Il y a eu une amélioration extraordinaire, mais je crois que maintenant la maladie reprend son cours inexorable et la Cuprase aura procuré simplement une survie de six à huit mois. C'est déjà superbe !

Obs. XXXIV. — **Cancer de l'estomac.**
(Note communiquée par le Dr T..., de V...)

J'ai vu, il y a huit jours, à Ch... un malade traité pour *cancer de l'estomac et qui a repris de neuf kilos en trois semaines par huit injections de Cuprase.* Ce fait m'encourage à connaître ce produit.

Obs. XXXV. — **Cancer de l'estomac.**
(Communiquée par le Dr Sébileau, de Blaye, ancien Interne
des Hôpitaux de Paris).

J'ai eu un très beau résultat avec douze ampoules de Cuprase chez une femme atteinte de *cancer de l'estomac* diagnostiqué par moi et par un professeur de la Faculté de Bordeaux, le Dr Mongour. Nous avions conclu tous les deux, sur les symptômes fonctionnels et cachectiques seulement, le palper ne donnant absolument rien.

Cette femme en était rendue à la dernière période et ne pouvait plus sortir de son lit, ni rien absorber, pas même quelques gouttes de lait. On attendait sa mort dans les 15 ou 20 jours.

La première injection de Cuprase a arrêté les vomissements.

La seconde a supprimé la douleur et à partir de la troisième, la malade a commencé à absorber du lait, puis des purées; à la huitième elle était guérie, se levait, etc. Aujourd'hui elle se promène, travaille dans sa maison, et, malgré ses 65 ans, travaille autant que sa fille.. C'est un miracle.

Obs. XXXVI. — **Sténose pylorique de nature cancéreuse.**
(Communiquée par le Dr Roby, de Marennes, Médecin principal de la
Marine de réserve, Ancien Professeur à l'Ecole d'application de
Médecine navale).

La Cuprase a produit des résultats merveilleux chez une malade que je soigne pour sténose pylorique de nature cancéreuse. Un chirurgien appelé, n'a rien voulu faire tant les lésions étaient avancées et *l'état général précaire : vomissements incessants, rien n'étant toléré, répercussion du côté du foie* amenant des crises de colique hépatique terribles, avec engorgement de la vésicule, gonflement du foie, ictère bilieux, etc...; *amaigrissement considérable, faiblesse extrême, teinte cachectique, malade perdue à bref délai.*

J'ajoute que la malade a eu, il y a deux ans, un sein enlevé pour une tumeur cancéreuse, avant que je ne la soigne.

Je me décidai donc à tenter quelque chose pour cette malade qui ne voulait pas mourir.

Après la première boîte de Cuprase, la malade mange de tout, trouve tout bon, digère tout, n'a plus de crises hépatiques, a gagné sept à huit kilos, se promène, vaque à ses occupations.

Obs. XXXVII. — **Cancer du pylore.**
(Communiquée par le Dr Boulay, de Charenton-du-Cher, ancien Interne des Hôpitaux).

J'ai employé le colloïde du Dr Gaube, du Gers, dans un cas de *cancer du pylore ayant envahi l'épiploon et formant une masse du volume des deux poings.*

La malade était dans un état de *cachexie* telle que l'on ne pouvait espérer une guérison (œdème des deux jambes et des bras).

Dès la première injection les douleurs qui étaient intolérables se sont atténuées et la nuit qui a suivi cette première injection, *la malade a pu dormir* d'un sommeil calme.

Quatre jours après, je fis la *deuxième injection;* à la suite *les douleurs ont complètement disparu et n'ont plus reparu* jusqu'à la terminaison fatale qui a eu lieu un mois après la première injection.

J'ai constaté en outre, et cela *dès la première piqûre, une diminution très nette de la tumeur qui, au début du traitement, avait le volume des deux poings et à la fin n'avait que le volume d'un œuf.*

En somme j'ai donc constaté une action très nette de la Cuprase, et je me promets de continuer ce traitement qui nous donne de larges espoirs.

Obs. XXXVIII. — **Néoplasme intestinal.**
(Communiquée par le Dr P. Lesage, de Paris).

Madame R..., âgée de 67 ans, vient me trouver le 12 avril 1912 parce que, depuis un an, elle sent ses forces décliner. Elle a eu, quelques jours auparavant, un malaise accompagné de mal au cœur et de vomissements qui ne s'étaient pas reproduits. *L'appétit est nul, la malade nous dit ne pas manger un sou de pain par jour.*

A l'examen de l'abdomen, le 1ᵉʳ avril, on perçoit très nettement des *nodosités douloureuses à l'angle du côlon descendant et du côlon transverse, du volume d'une noix environ.* Le poids est alors de 38 kilogr. 550, la malade pesée en chemise.

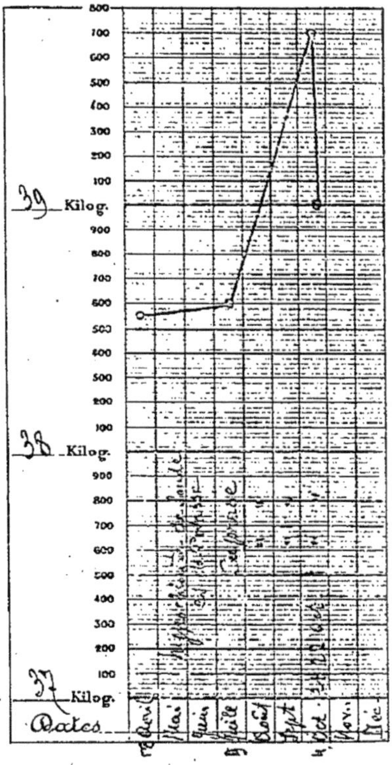

Pendant trois mois, la malade est soumise aux injections intra-musculaires, d'une solution d'hypochlorite de soude et de potasse. Elle en ressent les bons effets, les forces reviennent un peu, mais le 9 juillet, la pesée ne révèle qu'une augmentation de 50 grammes.

C'est alors, depuis cette époque, que nous traitons la malade par les *injections de Cuprase;* celles-ci sont faites régulièrement tous les quatre jours.

Le 4 octobre, la malade pèse 39 kil. 700, au lieu de 38 kil. 550, comme l'indique le graphique ci-contre. *Pendant cette période, elle s'est sentie revivre.*

Le 22 octobre, nous examinions à nouveau Mᵐᵉ R... On perçoit encore, en palpant l'abdomen, des régions empâtées, *indolores,* mais ne donnant plus, à droite, l'impression de nodosités. La malade ne souffre plus. Le sommeil est bon ; *l'appétit excellent pour tout aliment.* Le teint est très satisfaisant. *Mᵐᵉ R... se sent pleine de forces et travaille, sans aucune fatigue, douze heures par jour.*

Obs. XXXIX. — Cancer de l'intestin.

Communiquée par le Dʳ E..., de C...)

J'ai conseillé les injections de Cuprase à un de mes amis atteint de *cancer de l'intestin.*

Au moment où le traitement a été commencé, le chirurgien P...
et son médecin lui donnaient pour huit jours à peine. Il y a deux
mois de cela, et aujourd'hui il va à son bureau et a dîné en ville
il y a quinze jours.

Ce sont, jusqu'à présent, des *résultats surprenants.* Ce qui frappe
surtout, c'est la *disparition rapide des ganglions* qui coïncide presque toujours avec une poussée de lymphangite, mais on voit l'affection régresser à vue d'œil.

Obs. XL. — **Cancer de l'intestin.**
(Communiquée par M. V..., d'E...)

J'éprouve le besoin de vous dire, et j'en suis très satisfait, que
mon malade se trouve mieux depuis que nous lui avons injecté
les huit ampoules que nous venons de terminer. Il a eu quelques
douleurs, mais pas si aiguës, et conserve un excellent appétit. La
tumeur n'a pas augmenté de volume et reste dans le même état.

Deux mois et demi après, M. V... écrit : « *Après l'emploi de deux*
boîtes d'ampoules, l'état général est excellent : très bon appétit,
malade gai et alerte, pas de douleurs. Le malade est vraiment très
bien, le teint de la figure est revenu merveilleusement, l'appétit
est dévorant, il va régulièrement et abondamment à la garde-robe
tous les jours et ne ressent aucune douleur.

Obs. XLI. — **Cancer du rectum.**
(Communiquée par le Dr Guittard, La Chataigneraie, Vendée).

M. R... Pierre, 53 ans, maçon, taille 1 m. 58, d'aspect assez fra-
gile, mais s'est toujours bien porté jusqu'en août 1911. A cette
époque, il vient me consulter à l'occasion de vagues troubles digestifs et surtout d'une constipation assez tenace. Il revient me trouver
environ trois semaines après (septembre 1911) ; à cette époque, il
ne se plaignait guère de sa constipation qui avait cédé au traitement, mais accusait une lourdeur dans le rectum et prétendait avoir
senti une grosseur, de plus il accusait un besoin constant d'aller à la
selle.

Le toucher rectal fut pratiqué et je posai le diagnostic de *cancer*
du rectum, car je sentais très nettement, à la face antérieure de
l'ampoule une *tumeur de la grosseur d'un gros œuf de poule.* En-
voyé à l'hôpital de Nantes, le malade revint quelques jours après,
le diagnostic avait été confirmé, mais le cas *jugé inopérable.*

J'instituai un traitement calmant et je m'employai à vaincre la constipation. Pendant trois mois, le malade put se livrer à ses occupations de maçon, interrompant quelquefois son travail quand les douleurs étaient trop fortes ; mais au mois de juillet 1912, les forces avaient considérablement diminué, la tumeur avait légèrement augmenté et le malade était obligé de rester complètement inactif.

J'instituai alors le traitement par la Cuprase, je fis une série de *huit piqûres* suivant la technique indiquée dans la *Revue Moderne de Thérapeutique et de Biologie. A la sixième piqûre, le malade a pu reprendre son travail, les douleurs ont presque complètement disparu; quant à la tumeur, elle a sensiblement diminué. A l'heure* actuelle, nous ne pouvons nous prononcer sur l'issue de la maladie, car le traitement continue ; mais il est incontestable qu'une amélioration sensible s'est produite.

OBS. XLII. — **Cancer du rectum.**
(Communiquée par le Dʳ Flament, de Rochefort-sur-Mer).

J'ai eu l'occasion d'employer la Cuprase dans un cas de *cancer du rectum* et je dois dire que je suis satisfait du résultat. *La malade, âgée de 80 ans, souffrait de violentes douleurs, et ne pouvait aller à la selle que très difficilement. Je lui ai fait une injection par semaine, à cause de l'âge, et aujourd'hui, à la sixième, elle ne souffre plus, les selles sont plus faciles, les matières moulées.*

OBS. XLIII. — **Tumeur cancéreuse du rectum.**
(Communiquée par le D. Chatinière, de Paris).

Mᵐᵉ S... (1) âgée de 65 ans. *Tumeur cancéreuse du rectum, ayant envahi secondairement d'une part le petit bassin et d'autre part, pointant vers la paroi abdominale ulcérée.*

Comme antécédents héréditaires, à noter sa mère morte d'une tumeur de la face, probablement cancéreuse.

Comme antécédents personnels, deux grossesses ; deux enfants, l'un mort à 9 ans de méningite, l'autre encore vivant. Ménopause à 54 ans, sans complications. La malade, extrêmement nerveuse, souffre depuis des années de troubles digestifs, et, toute sa vie, a lutté contre la constipation, obligée d'avoir recours aux lavements pour aller à la garde-robe.

---

(1) Extrait des Registres de la Clinique du Dʳ Paul Delbet, que je ne saurais trop remercier de sa complaisance, pour ce qui concerne le séjour à la maison de santé de la Madeleine.

En juin 1910, la malade a ressenti les *premières atteintes du mal actuel :* douleur abdominale généralisée sans localisation spéciale et vomissements. Cette crise a été suivie d'une faiblesse, d'une prostration accentuée et prolongée ; mais malgré tout, malgré même un amaigrissement progressif notable, aucun médecin n'a été consulté. Pendant huit mois, pas d'accident aigu. En mai 1911 seulement, après une longue visite au Salon de Peinture, nouvelle crise de douleurs, constipation et vomissements. Le docteur Chatinière consulté ordonne le repos au lit, de la glace sur le ventre, et les phénomènes aigus s'apaisent assez promptement.

L'examen par le toucher vaginal combiné à la palpation révèle une tumeur que le docteur Chatinière pense utérine, produisant une compression intestinale. Alternatives de diarrhée et de constipation. La malade se dépite de rester au lit, mais le moindre effort ramène des douleurs, et, devant les conseils du docteur, les objurgations de son entourage, elle se décide à entrer à la maison de santé de la Madeleine, chez le docteur Paul Delbet, pour y subir une opération libératrice.

Le 20 juin, Paul Delbet examine Mme S... Le toucher vaginal lui permet de sentir un col utérin de volume moyen en arrière duquel le corps utérin, porté en arrière, se continue sans ligne de démarcation avec une masse grosse comme les deux poings, lisse, régulière, se portant surtout en arrière et à gauche sans toutefois déborder le pubis. L'examen provoque de très vives douleurs. L'âge de la malade, les douleurs spontanées, l'immobilité de la tumeur permettent de porter le diagnostic de tumeur maligne.

Opération le 21 juin 1911 : incision verticale sus-pubienne et médiane; l'intestin grêle refoulé en haut, *on tombe sur une masse qui remplit le petit bassin, dans laquelle on ne peut rien distinguer.* Après un assez long tâtonnement, on parvient à isoler la trompe droite, et, en suivant sa face postérieure, on arrive sur le col utérin que l'on détache progressivement ; l'utérus augmenté de volume, retroversé et retrofléchi, est ramené en avant. On peut alors reconnaître et isoler l'intestin, et constater que la tumeur, descendue dans le cul-de-sac postérieur, est développée aux dépens de la partie terminale de l'S iliaque. Cette tumeur, volumineuse, saignante, demi-molle, occupe la paroi intestinale antérieure. *Le siège profond de la tumeur, son extension au péritoine pelvien, et l'état de faiblesse de la malade empêchent de pratiquer une extirpation.* On draine simplement le cul-de-sac postérieur. Espérant que la réduction utérine suffira pour mettre fin aux accidents de stase stercorale, on se réserve de faire ultérieurement un anus contre nature, le jour où l'indication s'en présentera. Suites opératoires normales.

Le 26 juillet, la malade a quitté la maison de santé de la Madeleine mangeant, digérant bien, exonérant son intestin sans difficultés, avec les apparences de la guérison, si bien que, quelques jours après, elle partait de Paris en vacances.

Dès le mois de septembre, des rechutes se produisent, qualifiées de crises d'infection intestinale, douleurs, vomissements, diarrhées.

En octobre 1911, le docteur Chatinière retrouve sa malade, assez vaillante dans l'intervalle des crises, mais désolée de ne pas reprendre ses forces. On essaie des injections de cacodylate, et on insiste sur le régime alimentaire auquel Mme S..., assez rebelle, ne se conforme guère. L'appétit n'est pas brillant ; l'amaigrissement continue en dépit du cacodylate.

Vers la fin de l'année, les crises se rapprochent et se montrent plus intenses ; les douleurs ne cessent guère, et la malade réclame du soulagement. Le petit bassin que l'opération avait d'abord libéré se trouve de nouveau envahi par la tumeur qui encastre l'utérus. Entre les poussées diarrhéiques, il y a des périodes de constipation invincibles.

Au 15 décembre, la tumeur saille dans la fosse iliaque gauche et peu après dans la région sous-ombilicale, vers la ligne médiane, forme une vraie bosse de polichinelle (volume d'une tête fœtale à terme).

L'alimentation devient de plus en plus malaisée. On est contraint en janvier d'avoir recours aux *injections de morphine de plus en plus fréquentes. Des phénomènes menaçants d'occlusion se manifestent à plusieurs reprises, et la question de l'anus contre nature est même posée. La cachexie fait son œuvre :* le masque est émacié, le visage prend de jour en jour la teinte jaune paille caractéristique. La peau de la région sous-ombilicale s'altère au niveau de la saillie acuminée de la tumeur, et *bientôt une ulcération se creuse large comme cent sous, puis comme la paume de la main.* En février, au cours d'une soirée; vive émotion ; en défaisant le pansement de la plaie abdominale, une petite hémorragie artérielle s'est produite. La compression suffit à l'arrêter, mais la malade a été fortement impressionnée.

A ce moment *la situation s'aggrave rapidement.* La pauvre malade est squelettique, décharnée, dans un état de somnolence continue, d'où elle ne sort que pour réclamer de la morphine qu'on n'ose lui refuser. Depuis des semaines, l'alimentation se réduit à un demi-litre de lait et une ou deux timbales de grog.

Le 3 mars, devant la terrifiante débâcle de cet organisme épuisé, le docteur Chatinière se résout à couvrir sa responsabilité, en annonçant au mari de la malade que *le dénouement est proche*, que l'on est à la merci du plus minime incident. Personne dans l'entourage, depuis quelque temps déjà, ne se faisait aucune illusion.

Ici se place le coup de théâtre.

Le 8 mars, à dix heures du soir, première injection de Cuprase.

Le lendemain, la malade, qui a relativement passé une bonne nuit, paraît un peu plus vivante, mais on craint de se laisser suggestionner. Le surlendemain, on est forcé de convenir que les douleurs sont très atténuées, et la malade, moins engourdie par l'opium, semble renaître. La plaie de l'abdomen tend évidemment à se rétrécir. Mais tout cela est trop invraisemblable. C'est sans doute une coïncidence. *Le 11, bonne journée, une garde-robe spontanée; la malade depuis deux jours a repris goût aux aliments, je la trouve debout à côté de son lit. Y aurait-il un mieux dans son état?*

Le 12 mars, deuxième injection de Cuprase. Le malade a été un peu plus affaissée hier.

Le 13 mars, décidément, le remède agit : il n'y a pas à dire, *la tumeur a diminué, l'ulcération est presque totalement cicatrisée; il y a encore une selle normale; l'appétit revient, les douleurs ont cessé, et quelques gouttes de laudanum remplacent la morphine.*

Et, de jour en jour, l'amélioration s'affirme. Régulièrement, à quatre jours d'intervalle, *huit ampoules sont injectées, et dès la cinquième, on peut constater que la bosse de polichinelle a totalement disparu;* à peine perçoit-on dans la profondeur de la fosse iliaque gauche une minime tumeur indurée et douloureuse à la palpation. Le toucher rectal permet de sentir une plaque indurée très circonscrite et les tissus de l'atmosphère ambiante ont repris leur souplesse ; le doigt dans le vagin rencontre le corps utérin comme dégagé du placard qui l'encerclait. *A la huitième ampoule, c'est à se demander si l'on a rêvé : toute tumeur s'est évanouie;* il y a seulement du ballonnement, du tympanisme, et, comme le ventre est sensible, il semble prudent de ne pas insister sur la palpation trop profonde. *La malade engraisse à vue d'œil, revit, et demande quand elle pourra sortir. Elle s'intéresse de nouveau à la lecture, et la métamorphose est si complète qu'on n'ose croire à cette résurrection.*

A la neuvième injection, une complication se produit qui va amener une période de trouble dans la cure, déroutant le médecin inexpérimenté que je suis en matière de Cuprase. Quelques heures après la piqûre, une réaction légèrement fébrile et des phénomènes nerveux, mal de tête, délire, etc., et le lendemain une diarrhée profuse avec coliques, trente selles dans la journée. Et cet état persiste. Notre impression est que le remède est la cause de cet incident, et nous nous promettons d'espacer les doses, ainsi, d'ailleurs, que le docteur Gaube le conseille. Mais au bout de sept à huit jours, au moment de pratiquer l'injection, les coliques et la diarrhée sont telles, les douleurs mêmes généralisées à l'abdomen sont si accentuées que nous préférons attendre encore ; et, de retard en retard, nous en venons *à quinze jours d'interruption*. Et malgré cette abstention, si les selles sont moins nombreuses grâce à un traitement approprié, les douleurs continuent à être inquiétantes. Enfin au cours d'un examen minutieux, le ventre étant moins ballonné que les jours précédents, la main perçoit au niveau de la fosse liaque, puis jusque sur la ligne médiane, une tuméfaction inégale qui rappelle par sa forme la tumeur ancienne évanouie. La conclusion s'impose, semble-t-il : *par suite de la cessation du traitement, la tumeur réapparaît au niveau des anciens vestiges. Et de fait, les événements ont* donné raison à cette hypothèse, car au bout de deux injections de six jours d'intervalle, toute trace de tumeur était de nouveau anéantie.

A l'heure actuelle, vingt-deux ampoules ont été injectées, et, les les deux dernières, malgré que depuis deux mois au moins aucune apparence de tumeur ne soit perceptible. En moyenne, une injection tous les dix jours a été encore faite au cours du mois de juin, mais désormais nous allons espacer de quinze jours, car les deux dernières ampoules ont encore provoqué une légère débâcle intestinale.

Le dernier examen, pratiqué ce 9 juillet, permet de se rendre compte que par le palper, dans l'abdomen, on ne perçoit aucune sensation anormale; le tympanisme intestinal est souvent considérable, et cela paraît dû à l'hypertrophie de l'utérus dont le col et le corps semblent de nouveau rétrofléchis et volumineux encore, ce qui doit déterminer certains phénomènes de compression, qui se traduisent par des crises passagères de coliques. Notre plan reste tel que nous l'avons indiqué plus haut : poursuivre et maintenir la guérison par des injections espacées plus ou moins selon les indications susceptibles de se présenter.

Obs. XLIV. — Cancer du rectum.
(Communiquée par le Dⁱ Vignard, de Saint-Chamas).

Je fais à un de mes malades atteint de *cancer du rectum* une injection de Cuprase tous les six jours. Je n'ai jamais eu la moindre réaction, soit locale, soit générale. *Depuis le début du traitement, ce malade dont l'état général était très mauvais, et qui n'allait plus à la selle qu'avec des difficultés inouïes, a vu son état s'améliorer progressivement.*

En effet, j'ai obtenu d'abord une augmentation de poids régulière de deux kilogr. par mois ; les selles, bien qu'accompagnées encore de sang, sont devenues faciles, les matières franchissant sans peine le rétrécissement ; l'appétit qui était nul est maintenant bon, les forces sont revenues ; bref, c'est une résurrection.

Obs. XLV. — **Cancer du rectum.**
(Communiquée par le Dr Studer, de Vernon).

Je soigne par la Cuprase un de mes malades atteint de cancer du rectum. *Il va mieux, il souffre moins et commence à marcher un peu dans les champs ; hier pour la première fois, depuis huit mois, il s'est mis à table avec sa famille!*

Obs. XLVI. — **Cancer du rectum.**
(Communiquée par M. P..., de V.-F...)

Malade âgé de 72 ans, sec et nerveux ; prend la jaunisse en octobre et est très longtemps avant de se remettre. Son médecin l'envoie passer l'hiver dans le Midi, chez une de ses filles. Là, il reprend des forces, augmente de poids et pense rentrer chez lui guéri. Mais, le 24 mai, il est pris subitement de frissons avec malaise général et somnolence ; un médecin appelé attribue ces phénomènes à une intoxication, mais comme le malade souffre dans le ventre, le docteur l'examine, palpe l'abdomen et trouve un point très douloureux. Le toucher rectal pratiqué fait horriblement mal ; mais il permet de constater un *très fort rétrécissement du rectum occasionné par une tumeur que le docteur dit être de nature cancéreuse.* Le chirurgien en chef de l'hôpital de Toulon appelé en consultation confirme le diagnostic de *tumeur cancéreuse avec menace d'occlusion intestinale et intervention chirurgicale très probablement inévitable.*

Le fils du malade, qui occupe une haute situation dans la magistrature, est mis au courant de la situation. Il connaissait une dame de Trévoux qui avait subi pour un cancer abdominal une laparotomie qui resta simplement exploratrice; car, devant l'étendue des lésions et la généralisation du mal, les chirurgiens n'avaient pas poussé plus loin leurs investigations, informant la famille que la malade n'avait guère plus d'une dizaine de jours à vivre, et qu'il n'y avait plus qu'à lui faire des injections de morphine pour calmer ses douleurs. Or, soumise aux injections de Cuprase, elle vit encore, huit mois après son opération !

Sur ses conseils, on fit donc à M. P... une *première injection de Cuprase le 1er juin*, puis deux autres à six jours d'intervalle. *Il ne pouvait aller à la garde-robe sans pousser des cris de douleur, il sentait un obstacle qui s'opposait à la sortie des matières et faisait du sang mélangé de glaires.*

Depuis les injections de Cuprase, il va mieux, les douleurs ont disparu, il ne fait plus de sang et le 18 juin, il se rendit à Lyon pour se faire opérer s'il était nécessaire. Mais là, le médecin et le chirurgien consultés, ne trouvèrent plus de tumeur; le toucher rectal pratiqué par eux deux ne fut pas douloureux. A la palpation du ventre seulement, on trouvait encore un point un peu sensible, mais dont la sensibilité va toujours en diminuant.

Pendant son séjour à Lyon, M. P... se fit injecter encore une ampoule de Cuprase, de sorte qu'à ce jour, il en a reçu quatre. *Son état général s'est également amélioré, il ne souffre plus et vaque à ses occupations comme d'habitude.*

Obs. XLVII. — Cancer du rectum.
(Communiquée par le Dr F.... Le Quesnoy).

Le 14 juin, le docteur F... écrit : j'ai utilisé deux boîtes de Cuprase, à raison d'une ampoule tous les quatre jours, traitement supporté sans fatigue par le malade (*cancer rectal*). Injections douloureuses pendant deux heures, résultat du traitement appréciable, consistant en *diminution des écoulements glaireux et sanieux, diminution du nombre des selles quotidiennes* (6 au lieu de 10 à 12); *diminution des douleurs, état général se maintenant assez bon, avec appétit, perméabilité plus grande du canal autorisant le passage de l'index autrefois impossible.*

Le 29 août, le docteur F... écrit à nouveau : « Je vous remercie de votre obligeance qui me permet de continuer ce traitement chez mon malade peu fortuné, avec un *excellent résultat ; plus de douleurs, 5 à 6 kilogr. d'engraissement; diminution d'environ deux tiers de la tumeur,* etc. Ce cas est extrêmement net, relativement à l'influence de la Cuprase. »

CINQUIEME GROUPE

DIVERS : PROSTATE, FOIE, OS.

Obs. XLVIII. — **Cancer de la prostate.**
(Communiquée par le D' V..., de I...)

Depuis plusieurs mois, M. L... souffrait de douleurs au périnée et de rétention d'urine : plusieurs fois, la nuit, il fut obligé d'envoyer chercher un médecin pour se faire sonder. Je ne parle pas des diverses médications qui furent essayées.

Un jour, consulté, je conseillai de voir un spécialiste, le docteur P... Professeur à la Faculté de Bordeaux. Quel fut le diagnostic du professeur ? Je ne sais. Mais le mal empirait. Plusieurs voyages furent faits à Bordeaux sans résultat. Enfin, un jour, j'accompagnai moi-même M. L... à Bordeaux, et je revins avec la confirmation de mon diagnostic : *cancer de la prostate avec envahissement des ganglions de l'aine du côté droit. Pronostic fatal dans un délai de trois à six mois.* Malade âgé de 66 ans, lésions trop étendues, rien à tenter. Tout semblait désespéré, lorsque j'eus l'idée d'essayer la Cuprase.

Le 29 juin dernier, je fis la première injection dans la région fessière; douleur locale pendant une heure après l'injection, le lendemain, léger mouvement fébrile ; deuxième injection quatre jours après, dans l'autre fesse, mêmes phénomènes, *calme du côté de la vessie* ; troisième et quatrième injections à quatre jours d'intervalle, toujours un peu de douleur après l'injection et un peu de fièvre le lendemain. Mais, *du côté des ganglions de l'aine, diminution de volume et envies d'uriner moins fréquentes. Le malade se trouve mieux, en général.* M. L..., *très actif, ne cesse de travailler, de cultiver sa propriété, de voyager en voiture, ne se couche que quelques heures la nuit.*

J'ai cru alors devoir espacer les injections, et les quatre suivantes furent faites tous les huit jours, à tort, je crois, car l'état resta stationnaire. Je recommençai alors les injections une le mercredi et une le samedi de chaque semaine. *Le malade est aujourd'hui plus gai, plus dispos; il marche mieux; se sonde avec plus de facilité; se fatigue comme un mercenaire; impossible de lui faire garder un repos relatif. Il ne souffre plus*, mais les ganglions diminuent moins vite. de volume.

Le Ier novembre dernier, le Dr V... nous écrit : mon malade se trouve toujours bien .de l'emploi des ampoules de Cuprase ; mais il a encore besoin de la sonde pour uriner.

Obs. XLIX. — Cancer du foie.

(Communiquée par le Dr Poirel, de Le Caylar).

J'ai obtenu, avec la dernière boîte de Cuprase envoyée, un bon résultat : amélioration de l'état général, diminution des douleurs, cessation des vomissements, dans une *tumeur maligne du foie*. Les selles commencent à se colorer.

Obs. L. — Cancer de l'os illiaque gauche.

(Communiquée par le Dr Veyrat, de Donchery).

Tumeur de l'os iliaque gauche. Les rayons X indiquent que la masse principale en est dans le bassin. Dans l'aîne, près de l'anneau crural, elle est nettement perceptible au palper. Elle y atteint les dimensions d'une grosse noix.

Cette tumeur date de trois ans environ, elle est allée en augmentant progressivement au point de gêner la marche : *le malade boîte fortement.*

Les pointes de feu, il y a un an ; les frictions locales à l'onguent gris ; l'iodure à haute dose, n'ont rien fait.

La première injection de Cuprase est faite le 3o juillet 1912 ; *quatre jours après cette première injection, le malade accuse une amélioration.*

Les quatre premières injections sont faites à quatre jours d'intervalle, les suivantes à huit jours, dans la région fessière. *Après chaque injection, le malade dit que ses mouvements sont plus libres.*

A la vérité, *la partie de la tumeur perceptible dans l'aine est pour ainsi dire actuellement disparue.* J'en suis aujourd'hui à la onzième injection : le malade boîte toujours, mais beaucoup moins. Je n'espérais pas ce résultat.

CONCLUSIONS

Les faits relatés dans les observations qui précèdent,
sont si clairs, si éloquents, si instructifs, que l'on reste
étonné à la lecture de certains d'entre eux ; on se
demande si l'on n'est pas le jouet d'un rêve : des
malheureux qui ne mangeaient plus, qui ne pouvaient
plus rien prendre... même quelques gouttes d'eau et
dont la mort était attendue comme un bienfait, tellement leur douleur était atroce et leur déchéance
lamentable, semblent revivre après la première injection de mon colloïde. Ils sortent de leur torpeur et
reprennent espoir ; leurs douleurs disparaissent, l'appétit renaît, les forces reviennent. Ils allaient mourir et
voilà qu'ils se lèvent; ils marchent, ils sortent, ils « revi-
vent » et reprennent leurs travaux et quels travaux!

Tout cela est invraisemblable et les médecins crient
au miracle, à la résurrection... Evidemment, j'en vois
qui sourient : l'erreur, je le concède, est toujours possible. S'il s'agissait d'un cas isolé, le doute serait permis;
mais j'apporte tout un ensemble de faits semblables,
observés par des médecins distingués ; aussi, les conclu-
sions suivantes me paraissent devoir s'imposer :

1° *La Cuprase a une action évidente sur le cancer en
général, quel qu'en soit le siège, superficiel ou profond.*

Aucune autre médication, dans l'état actuel de nos
connaissances, ne peut lui être comparée.

2° *La Cuprase agit à la façon d'un spécifique.*

Elle détermine : la fonte des adénopathies; l'arrêt, la
mobilisation ou la résorption des productions néoplasi-

ques; la cicatrisation des lésions cancéreuses; l'assouplissement des cicatrices et le retour à la teinte normale des tissus.

3° La Cuprase possède une activité thérapeutique remarquable.

Cette activité se manifeste souvent dès les premières injections avec une rapidité inouïe, même chez des malades ayant perdu toutes leurs ressources vitales et qui sont arrivés à la dernière limite de la déchéance organique. En effet, la plupart de nos observations se rapportent à des sujets qui avaient déjà épuisé tout l'arsenal thérapeutique lorsqu'on a commencé à leur injecter de la Cuprase « pour faire quelque chose ».

4° La Cuprase a une action analgésique puissante.

Sous son influence, les douleurs les plus violentes disparaissent sans retour et souvent d'une façon immédiate.

5° La Cuprase est hémostatique.

La plupart du temps, dès la première injection, les hémorrhagies s'arrêtent.

6° La Cuprase est tonique.

Rapidement l'appétit et les forces renaissent, le poids augmente, les couleurs et le sommeil reviennent;

7° La Cuprase n'est pas toxique.

Son emploi peut être continué pendant longtemps sans danger, mais il faut savoir la manier. La persévérance dans l'emploi du médicament est la garantie du succès.